A Dieta Shangri-lá

SETH ROBERTS

A Dieta Shangri-lá

Tradução
Claudia Gerpe Duarte

2ª edição

BestSeller

CIP-BRASIL. CATALOGAÇÃO-NA-FONTE
SINDICATO NACIONAL DOS EDITORES DE LIVROS, RJ

R549d
2ª ed.

Roberts, Seth Douglass, 1953-
A Dieta Shangri-lá / Seth Roberts ; tradução Claudia Gerpe Duarte. – 2ª ed. – Rio de Janeiro : Best*Seller*, 2008.

Tradução de: The Shangri-La Diet
ISBN 978-85-7684-168-5

1. Dieta de emagrecimento. I. Título.

07-4429. CDD: 613.25
CDU: 613.25

Título original
THE SHANGRI-LA DIET

Publicado mediante acordo com William Morris Agency, LLC
1325 Avenue of the Americans, New York, NY 10019
Publicado em inglês por G.P. Putnam's Sons (Penguin Group)

Capa: Mello & Mayer
Diagramação: ô de casa

Impresso no Brasil
ISBN 978-85-7684-168-5

SUMÁRIO

"Reúnam todos os víveres dos anos
de fartura que virão... Esses mantimentos servirão
de provisão para os sete anos de escassez."

GÊNESIS 41

"Curiosamente, o farto jantar da véspera,
que deveria ter me deixado sem fome por uma semana,
fez com que eu me sentisse mais faminta
do que de costume."

Love in a Cold Climate.[1]

AGRADECIMENTOS

Se minha amiga croata Jasmina Kos não me tivesse convidado para visitá-la, não teria passado uma semana em Paris... obrigado, Jasmina. Carl Willat foi infinitamente prestimoso e encorajador, incluindo a curiosa sugestão de que este livro deveria ter a forma de um círculo e ser intitulado *Esta é a sua aparência.* "Ajuda a chamar atenção", disse ele.

Sou grato aos inúmeros amigos que experimentaram meus métodos de emagrecimento e conversaram sobre eles com os amigos. Suas experiências foram os primeiros indícios de que essas idéias poderiam ajudar muitas pessoas. Meus alunos foram uma audiência animada e interessada, e encontraram uma maneira de testar minhas idéias sem me dizer nada, o que considerei bastante lisonjeiro.

No caso das pesquisas que respaldam o livro, quero agradecer a Janessa Karawan, que continuou a me ajudar, mesmo depois de aceitar um emprego de horário integral por achar que meu projeto era muito interessante, a Katie Kelly, que me auxiliou de várias maneiras, e a minha mãe, Justine Roberts (bibliotecária da área médica). Minha mãe, que sabia tudo de pesquisas em bancos de dados muito antes do Google, realizou centenas delas para me ajudar.

Agradeço a Margaret Adamek, Elizabeth Capaldi, David Cutler, William Jacobs, Frances Jalet-Miller, Naomi Katz, Inas Rashad (que também me ajudou com a Figura 7), Paul Rozin e Norman Temple por falarem comigo. Michel Cabanac, Antonia Demas, Israel Ramirez e Anthony Sclafani (que também me proporcionou uma visita ao seu laboratório), que passaram individualmente várias horas respondendo às minhas perguntas. Tento explicar no Apêndice como os trabalhos de Cabanac, Ramirez e Sclafani foram importantes para as minhas idéias. Israel Ramirez, em especial, por termos conversado extensamente há 10 anos. Minha teoria do controle de peso foi inspirada em um dos seus artigos — com mais de vinte reimpressões — que ele me enviou na ocasião.

Isso aconteceu antes do livre acesso à pesquisa na *web*. A combinação do livre acesso e dos blogs realizou maravilhas para este livro. Stevan Harnad não apenas foi um grande defensor do livre acesso por muitos anos, como fundou a *Behavioral and Brain Sciences*,* onde foi publicado o artigo científico que fundamenta este livro, inseriu-o em uma publicação de livre acesso altamente citada e foi o editor que aceitou o meu artigo. Sou muito grato a Andrew Gelman, amigo de longa data, que escreveu sobre o meu trabalho em www.stat.columbia.edu/~gelman/blog. O livre acesso significava que os leitores do seu blog poderiam ler o meu artigo e constatar sua eficácia. Seus comentários chamaram a atenção de Alex Tabarrok, da Marginal Revolution (www.marginalrevolution.com), que escreveu sobre o meu trabalho a nota mais favorável que já recebi até hoje.

Stephen Dubner e Steven Levitt, autores de *Freakonomics,* ouviram falar do meu trabalho pela Marginal Revolution, e fizeram com que a indústria dos livros prestasse atenção a ele, sem mencionar que atraíram o público em geral, com uma coluna no *The New York Times.* Além de experimentar pessoalmente minhas idéias, eles me convidaram para hospedar um blog em www.freakonomics.com. Isto levou Ann Hendricks a criar um blog no qual as pessoas que estavam fazendo a Dieta Shangri-lá — a versão pirata — podiam trocar experiências. As histórias e o entusiasmo dessas pessoas fizeram com que escrever este livro se tornasse muito mais fácil, como menciono na Introdução.

---

*BBS é a mais proeminente publicação da ciência cognitiva. Possui, inclusive, um *site* na internet e oferece livre acesso aos principais artigos publicados desde 1993 e a alguns anteriores. (*N. da T.*)

Minha agente, Suzanne Gluck, como é seu hábito, executou um grande trabalho, ao gerar o interesse entre os editores; sempre que algo de bom acontece relacionado ao livro, eu chamo de "efeito Gluck". Laura Bellotti ajudou-me a preparar a proposta e os capítulos de amostra, que praticamente não foram alterados por Suzanne.

"Todo mundo precisa de um editor", diz um amigo meu. Eu preciso mais de um editor do que a maioria das pessoas — graças a Deus Marian Lizzi, minha editora na Putnam, estava ao meu lado. Quando estava inseguro em relação ao que fazer — o que aconteceu muitas vezes —, eu telefonava para Marian. Estou um pouco impressionado com a freqüência com que concordei com suas sugestões. Ao ajudar-me a escrever o livro, Sheila Buff ouviu minhas idéias e ofereceu-me *feedback*, além de ajudar com a sua muito necessária experiência na área da saúde e oferecer conselhos convincentes.

"O livro de dieta com um Ph.D", foi como Marian espirituosamente o chamou. Meu doutorado foi em psicologia experimental, e, sob vários aspectos, este é o tipo de livro que um psicólogo experimental escreveria (levando a sério as experiências com ratos). Aprendi mais psicologia experimental com Saul Sternberg, cientista de pesquisas da Bell Labs e professor na University of Pennsylvania, do que com qualquer outra pessoa. Ele me apoiou de uma maneira incrível durante toda a minha carreira acadêmica. Quando eu fazia pós-graduação, Saul me convidou para dar uma palestra na Bell Labs. Depois, jantamos na casa dele. Havia na porta da geladeira o gráfico de alguns dados. "O que é isso?", perguntei. "A força da gravidade", respondeu Saul. Era um gráfico do peso dele.

No posfácio de *Exploratory Data Analysis* (1977), um grande livro de estatística, John Tukey escreveu que não havia mencionado computadores no texto principal, mas que a sombra deles estava em cada página. Este livro é dedicado aos pesquisadores do aprendizado animal, porque minha dívida com eles é igual à de Tukey com os computadores. Eles construíram um corpo de trabalho, milhares de experiências sobre o aprendizado associativo e como estudá-lo, sem o qual este livro nunca poderia ter sido escrito.

INTRODUÇÃO

Shangri-lá? Nome estranho para uma dieta. Nome apropriado, talvez, para um spa. Eu o escolhi em parte porque Shangri-lá, a comunidade fictícia de James Hilton no Himalaia, era um lugar de grande paz e tranqüilidade, e esta dieta faz as pessoas ficarem em paz com a comida. Alguns dias depois do início da dieta, todos os tipos de problemas relacionados com comida (anseios irresistíveis, excesso de pensamentos acerca de comida, vontade incontrolável de comer à noite) geralmente desaparecem. (Você encontrará exemplos no Interlúdio "Em Shangri-lá".) Outra razão para a escolha do nome foi o fato de que Shangri-lá pretendia ser um lugar quase perfeito e, sem querer me gabar, esta dieta possui muitas vantagens. É simples, poderosa, e a pessoa não precisa se privar de nada. É quase tão fácil quanto tomar um comprimido, mas cem vezes mais segura e menos dispendiosa. Também gostei da idéia de dar à dieta o nome de um lugar imaginário, porque esses lugares são freqüentemente repletos de novidades e esperanças — pense em Alice no País das Maravilhas ou em Harry Potter. Não há nenhum mal em pegar emprestado um pouco dessas qualidades.

Mensagens sobre a dieta que apareceram no blog enquanto eu estava escrevendo o livro (ver "A blogosfera experimenta a dieta") confirmaram a escolha do nome. "Semana passada uma vizinha me deu um pedaço de bolo de chocolate, e ele realmente acabou ficando velho. Eu me esqueci da existência dele", escreveu uma pessoa que estava fazendo a dieta. "Inacreditável." Muitas outras manifestaram prazer e espanto. "É muito fácil, barata e eficaz. Seria isso obra de Deus?", escreveu uma delas. "Mal consigo acreditar", escreveu alguém — para quem a dieta estava dando certo — em resposta aos céticos. Foi como ser capaz de ver o futuro: um vislumbre de como a dieta seria recebida.

De que maneira surgiu uma dieta tão fora do comum? Creio que minha arma secreta foi o fato de eu ter combinado três métodos de investigação que não haviam sido reunidos antes. Um deles foi meu treinamento científico, que fez com que eu tivesse facilidade para compreender a literatura relevante. Outro método que usei foi a experimentação: eu queria perder peso, então experimentei várias maneiras de alcançar meu objetivo. O terceiro método foi bancar o repórter: telefonar para especialistas em controle de peso e fazer perguntas sobre a pesquisa deles. (Descobri que era possível abordar os pesquisadores dessa maneira quando escrevi para a revista *Spy*.)[1] Isoladamente, nenhum desses métodos é inusitado, mas a sua combinação, se já foi feita, é algo raro. Por exemplo, milhões de pessoas tentam perder peso de várias maneiras, mas bem poucos são pesquisadores da obesidade (pelo menos, eles não mencionam): a experimentação é considerada vergonhosa. Como estudei a perda de peso sob uma nova perspectiva, é mais compreensível que eu tenha chegado a conclusões surpreendentes.

Após uma palestra proferida por um jovem cientista, Niels Bohr, o médico dinamarquês, disse-lhe o seguinte: "Nós concordamos que a sua teoria é maluca. A questão que está nos dividindo é se ela é maluca o suficiente para ter uma chance de estar certa." Este foi um modo um tanto extravagante de colocar as coisas. Na dissertação "Atomic Physics and Human Knowledge" [A física atômica e o conhecimento humano], Bohr foi mais sério. "O objetivo comum de toda ciência", escreveu, é "a remoção gradual dos preconceitos".[2] Foi outro modo de dizer a mesma coisa: a verdade (ou seja, a boa ciência) pode parecer louca a princípio, porque não se encaixa nas opiniões aceitas a respeito de como as coisas funcionam.

Todo mundo vai concordar que a Dieta Shangri-lá contraria as opiniões aceitas de como perder peso. Na década de 1980, o mantra era *coma menos gordura.* Oferecia-se aos consumidores pizza com baixo teor de gordura, *cookies* com baixo teor de gordura, tudo com baixo teor de gordura. A Dieta Shangri-lá diz que você pode perder peso consumindo *mais* gordura (sob a forma de óleos sem sabor). Na década de 1990, o mantra tornou-se *coma menos carboidratos.* A Dieta Shangri-lá diz que você pode perder peso consumindo *mais* açúcar, o pior de todos os carboidratos. Gosto de pensar que, se Niels Bohr quisesse perder peso, experimentaria a dieta.

1

POR QUE UMA CALORIA NÃO É UMA CALORIA

Um homem disse para outro:
"Não consigo entender como uma garota pode comer
500g de bombons e engordar 5kg."[1]

— *The Daily Californian*

O ESCRITOR Vladimir Nabokov criou a expressão *verdade donut* cujo significado é "somente a verdade, e toda a verdade, com um buraco no meio".[2] Esta é uma boa descrição do que os especialistas nos disseram sobre a perda de peso. O que eles disseram não está propriamente errado, mas incompleto — e as informações que estão ausentes são muito importantes se você quiser perder peso com facilidade e de uma maneira agradável. A Dieta Shangri-lá permite que você faça exatamente isso porque baseia-se em toda a verdade, inclusive no "buraco" anteriormente omitido.

Você provavelmente já ouviu a frase *uma caloria é uma caloria*. Os médicos a repetem para os pacientes. Os especialistas em perda de peso a repetem para os jornalistas. *Uma caloria é uma caloria* tem a intenção de transmitir a convicção de que a única maneira de perder peso é ingerindo menos calorias do que você queima. (O valor calórico de um alimento indica quanta energia você obtém quando o digere, e, assim, como a avaliação da quilometragem dos carros novos, é medido em condições irreais — mas, em ambos, o valor é bom para comparações.) De acordo com essa idéia, se uma dieta foi bem-sucedida, certamente você ingeriu menos calorias. Os especialistas que afirmam que "uma caloria é uma caloria" declaram que para perder peso é preciso descansar o garfo. Faça o necessário para comer menos. "Tudo deve estar relacionado ao tamanho da porção", afirmou Marion Nestle, professora de nutrição na New York University, em uma entrevista no rádio.[3] Qualquer pessoa que disser algo diferente — por exemplo, que dois alimentos com o mesmo número de calorias podem exercer efeitos diferentes no seu peso —, bem, essa pessoa está... confusa.

De fato *é* verdade que para perder peso você precisa comer menos ou tornar-se mais ativo — mas *não* é verdade que isto tem de ser difícil. Também não é verdade que para perder peso você precisa *tentar* comer menos. Na verdade, você pode perder peso ingerindo *uma quantidade maior* de certos alimentos — e este livro explica como. Você *adicionará* alimentos à sua alimentação e não terá que parar de comer nada. Se você não quiser perder uma grande quantidade de peso (digamos, 27kg ou mais), talvez você nem precise fazer grandes modificações no que come habitualmente.

A Dieta Shangri-lá é muito diferente das dietas anteriores e do que lhe ensinaram sobre perda de peso, porque baseia-se numa nova teoria do controle de peso, uma teoria amparada por uma considerável evidência científica.

Mais é mais fácil do que menos

As primeiras dietas de emagrecimento exigiam que as pessoas *subtraíssem*: cortassem calorias comendo menos. Esta recomendação funcionava tão raramente (todo mundo ficava morrendo de fome!) que a mensagem teve de ser mudada para: *coma menos gordura.* Corte o sorvete, a manteiga, a batata frita, o hambúrguer e outros alimentos com elevado teor de gordura, disseram os especialistas, e os quilos indesejáveis desaparecerão. Este conselho também não deu muito certo.

A mensagem então se tornou: *coma menos carboidratos*. Disseram-nos que se evitássemos quase todos os carboidratos (Atkins) ou evitássemos os "maus" carboidratos (Protein Power, Sugarbusters, South Beach), ficaríamos mais saudáveis e mais magros. Pães, massas, e até mesmo maçãs e bananas foram restringidos ou proibidos. As dietas pobres em carboidratos funcionam moderadamente bem, mas não é fácil segui-las ("Fiquei cansado de comer frango com ovos", disse-me um amigo) e raramente produzem a perda de peso que a pessoa deseja.

Com a Dieta Shangri-lá, a perda de peso tem lugar porque você *soma*: adiciona certos alimentos ao que come. Esses alimentos farão com que você se sinta satisfeito mais facilmente; como resultado, você vai comer menos e perder peso. Os alimentos que você adicionará são seguros, baratos e fáceis de encontrar. Você não precisará desistir de nada. Não terá de *tentar* comer menos de nada nem prestar atenção à quantidade de comida que come.

A verdade que você conhece

A Dieta Shangri-lá é diferente das dietas anteriores porque baseia-se em novas idéias. Uma delas é: o que você come afeta seu peso de duas maneiras — aquela que você já conhece muito bem, e outra que é o buraco que falta na verdade sobre a dieta.

O que você já sabe é que o excesso de calorias transforma-se em gordura. Você ouviu muitas vezes que seu peso depende de quanto você come. Se você comer mais, vai pesar mais. É verdade que o corpo extrai energia (calorias) da comida que você come, e se você absorver mais energia do que usa, a maior parte do excesso será armazenada como gordura. A partir desse ponto de vista, é verdade que uma caloria é uma caloria. Não importa de onde tenha vindo o excesso de energia (calorias), ele se transformará em gordura. No que diz respeito à armazenagem de gordura, um excesso de 100cal de cenouras cruas terá o mesmo efeito que um excesso de 100cal de torta cremosa de banana. Também é verdade que para perder peso (gordura), você precisa queimar mais calorias do que consome. Tudo isso é verdade, mas é uma verdade com um buraco no meio.

A verdade que está faltando

Eis o que lhe disseram: a comida também afeta seu peso influenciando o que é chamado de *ponto de referência*, termo retirado da engenharia. Pesquisadores do controle de peso o utilizaram para indicar o peso que o corpo "quer" ter — o peso que você tem quando não está prestando atenção a quanto come. O ponto de referência pode estar bem acima do peso que você escolheria ou do peso que é saudável para você. No entanto, apesar do nome, seu ponto de referência não é fixo ou constante. Não é seu "peso natural", um número mágico invariável. Ao contrário, seu ponto de referência sobe e desce, parcialmente em resposta ao que você come.

Ao variar a intensidade da sua fome e o momento em que você se sente satisfeito quando come, o sistema regulador do peso corporal aproxima seu peso do ponto de referência. Desse modo, o ponto de referência do seu peso corporal assemelha-se à temperatura a que um termostato é ajustado. O termostato da minha casa, por exemplo, está posicionado em 20°C. O sistema "quer" que a temperatura permaneça em 20°C. Se a temperatura cair, o sistema aciona um aquecedor. Quando a temperatura volta a atingir 20°C, o aquecedor é automaticamente desligado.

O sistema regulador do peso controla o peso de uma maneira semelhante. Digamos que o ponto de referência do seu peso corporal seja 80kg. Se você estiver pesando *menos* do que 80kg, ficará com fome e pensará em comida. Quanto maior o intervalo entre o ponto de referência e o peso, mais faminto você ficará, mais pensará em comida e mais comida será necessária para que você se sinta satisfeito ao comer. É quase impossível pesar muito menos do que o ponto de referência por um longo período, pois a fome torna-se insuportável.

Se você pesar *mais* do que seu ponto de referência de 80kg, não sentirá fome e pensará muito menos em comida. Quando você comer, logo ficará satisfeito. (A Tabela 1 apresenta mais detalhes.)

TABELA 1
QUAL É MEU PONTO DE REFERÊNCIA?

SE VOCÊ SE SENTE...	SEU PONTO DE REFERÊNCIA É...
Voraz. Não consegue parar de pensar em comida. Sonha com ela. Nada o deixa satisfeito, nem mesmo uma grande refeição. Infeliz.	Seu peso + vários quilos.
Faminto. Sempre com vontade de comer. Pensa em comida a cada minuto.	Seu peso + 500g ou 1kg
Bem. Às vezes sente fome. Na hora das refeições, a comida parece boa. Você come quantidades normais.	Próximo do seu peso.
Satisfeito muito tempo depois de uma refeição. Esquece de comer. Não pensa em comida. Só sente fome quando começa a comer.	Seu peso – 500g ou 1kg
Cheio. Tem a impressão de que não vai querer comer durante vários dias. Seus alimentos prediletos? Nem pensar. Nunca está com fome.	Seu peso – vários quilos

O nível do ponto de referência depende de tudo que você comeu nos últimos meses. Alguns alimentos aumentam o ponto de referência, de modo que se você comer apenas esse tipo de comida, seu ponto de referência será elevado. Outros alimentos diminuem o ponto de referência, de maneira que se você só comer esse tipo de comida, seu ponto de referência será baixo. (Explicarei por que em capítulos posteriores.) Outros alimentos situam-se numa faixa intermediária. O ponto de referência depende da *média* do que você comeu durante vários meses. Ao ingerir uma comida que é baixa para você (inferior à sua média), seu ponto de referência diminui ligeiramente. Ao comer alimentos altos para você (superiores à sua média), seu ponto de referência sobe levemente.

Quando um alimento reduz seu ponto de referência, você sente menos fome do que habitualmente. Você poderá esperar um pouco mais para fazer a refeição seguinte e, ao fazê-la, terá a tendência de comer menos do que de costume. Já quando uma comida aumenta seu ponto de referência, você sente mais fome do que o normal. Poderá querer comer antes do horário e se inclinará a comer mais do que de costume na refeição seguinte. A citação de *Love in a Cold Climate*, de Nancy Mitford, no início deste livro é um exemplo: o jantar elevou o ponto de referência da pessoa e fez com que ela "se sentisse mais faminta do que de costume" nas refeições posteriores.

Ao elevar ou baixar seu ponto de referência, cada alimento controla quanto você come *mais tarde* — a quantidade que você ingere de *outros* alimentos. Por si só, uma caixa com 500g de bombons não pode aumentar seu peso em mais de 500g. No entanto, se ela elevar seu ponto de referência em 5kg, fará com que você coma uma quantidade maior de *outras* comidas, o suficiente para fazer você pesar mais 5kg. O corpo sempre quer que o peso esteja compatível com o ponto de referência.

As dietas e o ponto de referência

As dietas não consistem apenas em perder peso; dizem respeito também a como fazem você se sentir. Se você perde peso mas sente fome o tempo todo, a dieta não é um sucesso. É muito provável que, mais cedo ou mais tarde, você recupere o peso perdido para deixar de sentir fome. É por isso que simplesmente comer menos não dá certo por um longo período. É verdade que você perde peso, mas ganha fome. A fome aumenta e acaba tornando-se insuportável.

As dietas provocam fome quando reduzem o peso sem diminuir o ponto de referência. *O segredo da perda de peso bem-sucedida é reduzir o ponto de referência.* Se você diminuir seu ponto de referência, perderá peso sem esforço.

A Dieta Shangri-lá reduz o ponto de referência porque você ingere *uma quantidade maior* de certos alimentos — alimentos com ponto de referência zero. Eles são tão poderosos que diminuirão o ponto de referência independentemente de onde ele estiver, e, com isso, você sentirá menos fome do que habitualmente, comerá menos do que de costume e perderá peso — sem fazer nenhum esforço e sem eliminar nada da sua alimentação.

O ponto de referência (continuação)

Voltemos à analogia do termostato para entender melhor o ponto de referência. Um sistema de aquecimento com um termostato possui um ponto de referência: a temperatura a que o termostato está ajustado. O ponto de referência do termostato, assim como o ponto de referência do seu peso corporal, é flexível (posso ajustá-lo para 21°C, 15,5°C e assim por diante).

Resumindo, o termostato da sua casa e o sistema regulador do seu peso corporal possuem semelhanças importantes. Ambos possuem um ponto de referência. Ambos possuem um ponto de referência *flexível.*

Existem também diferenças importantes:

- Você pode modificar rapidamente o ponto de referência do termostato, apenas girando um seletor. O ponto de referência do peso corporal muda lentamente, em geral não mais de 1kg ou 1,5kg por semana.

- O ponto de referência do peso corporal foi concebido para ser sensível ao preço da energia (calorias). Quando a energia é barata, ou seja, quando as calorias são abundantes, o ponto de referência do peso corporal sobe. Há centenas de milhares de anos, quando o sistema regulador do peso corporal estava evoluindo, esta estratégia era compreensível. A comida freqüentemente era escassa, de modo que quando era abundante fazia sentido comer mais do que habitualmente e armazenar o excesso como gordura. Quando a comida era escassa, fazia sentido usar a energia armazenada e perder peso. No entanto, as condições atuais são muito diferentes daquelas de milhares de anos atrás. A comida agora é abundante o tempo todo. Como resultado, esse mecanismo de preço/armazenagem já não funciona bem. O sistema decide (corretamente) que a comida é abundante e, portanto, eleva o ponto de referência para aumentar a quantidade de energia que você tem armazenada — mas os anos de escassez nunca chegam. A Dieta Shangri-lá engana seu sistema e o faz pensar que a comida é *escassa*, resolvendo assim o problema. O termostato da sua casa é mais simples: não é sensível ao preço da energia (eletricidade, gás natural, óleo de aquecimento) nem às condições externas.

- A maioria dos termostatos das casas é "tudo ou nada". Ou a fonte de calor está ligada (quando a temperatura efetiva está mais baixa do que a do termostato) ou desligada (quando ela não está mais baixa). Em contraposição, o sistema regulador do seu peso corporal varia a força do ímpeto em direção ao ponto de referência (fome), de acordo com a diferença existente entre o peso efetivo e o ponto de referência. Uma pequena diferença causa pouca fome. Uma grande diferença, muita fome.

- Para aumentar a temperatura de um aposento frio (por exemplo, 15,5°C) até a temperatura do ponto de referência (21°C), o sistema de temperatura da casa fará apenas um coisa: ligará o aquecimento. O sistema regulador do seu peso corporal, ao contrário, provocará pelo menos três mudanças se seu peso efetivo (68kg) for menor do que o do seu ponto de referência (70kg): você sentirá mais fome do que de costume; pensará mais vezes em comida; e quando comer, precisará de uma quantidade maior de comida para sentir-se satisfeito.

Os sistemas com pontos de referência (abençoados sejam!) são *ajustados e esquecidos*: quando o ponto de referência está no lugar certo, nenhuma ação posterior é necessária. Depois de ajustar o termostato da sua casa na temperatura correta, você pode se esquecer do assunto, porque ele ligará e desligará o aquecimento de maneira adequada. Analogamente, tudo que você precisa fazer a respeito da perda de peso é aprender a diminuir o ponto de referência do seu peso corporal. Depois de tomar essa medida, você não vai precisar pensar mais no assunto. O cérebro ligará e desligará a fome (quase sempre desligando) de uma maneira que o levará a perder peso sem fazer esforço. Sem contar calorias. Sem escolher cuidadosamente o que vai comer. Sem passar fome.

De que maneira o ponto de referência controla o peso?

Se você for como a maioria das pessoas, o ponto de referência do seu peso corporal estará sempre próximo ao seu peso efetivo — às vezes ligeiramente acima, outras levemente abaixo, mas nunca muito distante. O sistema regulador do peso o mantém próximo ao ponto de referência como um motorista mantém o carro na pista: fazendo pequenos ajustes. Quando o peso está ligeiramente abaixo do ponto de referência, você sente um pouco mais de fome do que habitualmente e precisa comer um pouco mais para sentir-se satisfeito. Quando o peso está levemente acima do ponto de referência, você sente um pouco menos de fome do que de costume e precisa de menos comida para sentir-se satisfeito. Estas mudanças no apetite são tão pequenas e freqüentes que geralmente não as notamos.

No entanto, se você seguir as recomendações deste livro, será capaz de deixar seu ponto de referência bem abaixo do seu peso atual — possivelmente muito mais baixo do que ele já esteve. Assim que seu ponto de referência for reduzido, pelo simples acréscimo de certos alimentos ao que você normalmente come, você será capaz de mantê-lo com facilidade, sem esforço consciente. Quando seu ponto de referência corporal estiver mais baixo, você notará as seguintes mudanças:

1. *Sentirá menos fome entre as refeições.* Sentirá uma pressão mental menor para comer. Será mais fácil deixar de beliscar. Pensará em comida com menos freqüência. Se você tiver o hábito de comer tarde da noite, provavelmente não desejará mais fazê-lo.

2. *Durante as refeições se sentirá satisfeito mais rapidamente.* Ao comer, precisará de menos comida para sentir-se satisfeito — para chegar ao ponto em que tem vontade de parar de comer, de modo que comerá menos. Se o ponto de referência do seu peso corporal estiver abaixo do seu peso efetivo, você se sentirá satisfeito mais rapidamente do que se o ponto de referência estiver acima do seu peso. Em outras palavras, ao mudar o ponto de referência do seu peso corporal para um peso significativamente mais baixo (seguindo a Dieta Shangri-lá), você comerá os mesmos alimentos e desfrutará dos mesmos sabores, mas não precisará ingerir tanta comida para sentir-se satisfeito.

Essas duas mudanças geralmente ocorrem poucos dias depois do início da Dieta Shangri-lá e serão os primeiros indícios de que a dieta está funcionando.

Alguns sabores engordam mais do que outros

Uma das características mais inusitadas da Dieta Shangri-lá é a ênfase no sabor, e a razão disso é que *o sabor de um alimento controla de que modo ele afeta seu ponto de referência.*

Nascemos gostando de alimentos doces e salgados, mas, como sabem muito bem os pais, aprendemos a apreciar a maioria dos sabores — como o do espinafre, por exemplo. Grande parte desse aprendizado é associativo: passamos a gostar de um sabor quando o associamos a calorias. Quando um determinado sabor passa a associar-se a calorias, passa a ter um paladar melhor. O refrigerante Coca-Cola é um bom exemplo. Um autor japonês de livros de culinária chamado Gaku Homma provou Coca-Cola pela primeira vez quando era bem pequeno. Mais tarde escreveu que ele "tinha gosto de remédio".[4] Um amigo meu experimentou Coca-Cola quando tinha 7 ou 8 anos e não achou o gosto agradável. *Por que tantos elogios a este produto?*, perguntou aos seus botões. Em ambos os casos, o gosto da Coca-Cola não foi agradável porque o sabor ainda não tinha sido associado a calorias. Como o refrigerante contém calorias, ao ingeri-lo repetidamente, a associação sabor-caloria torna-se cada vez mais intensa e a Coca-Cola cada vez mais saborosa. Eis como um crítico de restaurantes descreveu sua reação ao coentro: "Inicialmente senti aversão pelo sabor das folhas, mas após ingeri-las várias vezes comecei a antecipar o sabor. Em seguida passei a acolhê-lo favoravelmente e, por fim, a ansiar por ele."[5] A reação dele mudou porque comia o coentro com a comida (calorias). Se tivesse continuado a ingeri-lo sozinho, a reação negativa inicial teria persistido.

As associações sabor-caloria são importantes porque influenciam o ponto de referência. Um alimento com uma forte associação sabor-caloria aumenta o ponto de referência; um alimento com uma associação sabor-caloria fraca diminui muito o ponto de referência.

Dois alimentos que reduzem o ponto de referência

Depois de compreender que baixar o ponto de referência é o segredo da perda de peso, tudo que você precisa fazer para começar o programa Shangri-lá é comer alimentos que baixem seu ponto de referência.

Se classificarmos os alimentos numa escala de 0 a 10, na qual um alimento classificado como 0 empurra o ponto de referência em direção a zero (magro) e um alimento classificado como 10 empurra o ponto de referência em direção a um valor muito elevado (obeso), poderíamos dizer que verduras e legumes crus têm um valor 4, e que *junk food* tem valor 10. (Mais tarde, explicarei por que *junk food* empurra o ponto de referência bem para cima, e o motivo poderá surpreendê-lo.) Se você comer apenas *junk food* (valor 10), seu ponto de referência será muito mais elevado do que se você só se alimentar de verduras e legumes crus (valor 4). Suponhamos que você coma apenas *junk food*, mas depois acrescente verduras e legumes crus à alimentação. Isto baixará seu ponto de referência, porque você estará adicionando valores 4 a uma alimentação que normalmente é composta apenas por valores 10, e fará com que você perca peso.

Na antiga alimentação, você comia alimentos que eram 10, 10, 10, 10,10; o valor médio da sua alimentação era 10.

Na nova alimentação, você acrescenta alguns alimentos de menor valor: 10, 10, 10, 10, 10, mais 4, 4. Agora o valor médio da sua alimentação é menor do que 10, então seu ponto de referência cairá.

A Dieta Shangri-lá baseia-se na descoberta de que existem alimentos bem mais poderosos do que verduras e legumes crus para reduzir o ponto de referência. Se as verduras e legumes crus têm valor 4, os dois alimentos que estão no cerne da Dieta Shangri-lá têm valor 0. Até mesmo pequenas quantidades desses alimentos reduzirão significativamente seu ponto de referência. Esses dois alimentos são os seguintes:

Alimento 1. *Água açucarada (sem sabor).* Embora a água açucarada seja doce, o cérebro reage como se ela fosse desprovida de sabor. Pesquisas revelaram que o cérebro trata o doce de uma maneira diferente dos outros sabores.[6] (Por exemplo, as crianças pequenas, que apreciam poucos sabores, gostam das coisas doces.) Beber água açucarada é como comer comida sem sabor, que baixa o ponto de referência e ajuda a perder peso.

Alimento 2. *Azeite de oliva extra light.* O azeite extra light quase não tem sabor (o oposto do azeite extravirgem, que possui um sabor intenso). Engolir uma pequena quantidade de azeite extra light está muito próximo de ingerir um alimento sem sabor, que reduz o ponto de referência e ajuda a perder peso.

O efeito desses alimentos na perda de peso, mesmo quando ingeridos em quantidades pequenas, equivalentes a poucas centenas de calorias por dia, é extremamente poderoso. Em capítulos subseqüentes, falaremos mais a respeito desses tipos de alimentos e dos seus benefícios. Neste ponto, espero que você tenha aprendido que a perda de peso pode ser alcançada de novas e surpreendentes maneiras. Embora você provavelmente não tenha ouvido falar antes nesses novos métodos, eles são simples, fáceis de adotar e perfeitamente compatíveis com uma alimentação saudável. Você não precisa parar de comer nada. Não tem de parar de comer hambúrgueres, sobremesa, pão, nem escolhas mais saudáveis que você possa fazer. Ao contrário, tudo que você tem de fazer é começar a ingerir diariamente um ou mais dos alimentos 1 ou 2. Se você quiser perder muito peso, talvez precise variar o *sabor* da sua comida, como o do hambúrguer, por exemplo. O Capítulo 6, "Crédito opcional: seis métodos alternativos para perder peso", discute como aplicar as novas idéias de outras formas.

Quanto desses alimentos você precisará comer por dia dependerá de quanto peso quer perder, mas você deve precisar comer bem pouco desses alimentos redutores de ponto de referência da Dieta Shangri-lá.

Algo em torno de 200 calorias por dia ou menos. Quando seu ponto de referência se tornar menor do que o peso real, você ficará menos faminto durante o dia. Quando se alimentar, você se sentirá saciado mais cedo. Você perderá peso até alcançar seu novo ponto de referência, mais baixo. E, nesse momento, sua fome voltará aos padrões normais e você deixará de perder peso.

2

O CASO DO APETITE DESAPARECIDO

Esta nova indústria de 3 bilhões de dólares por ano estava voltada diretamente para o antigo desejo de emagrecer, com você alimentando-se de tudo, o que, naturalmente, não funciona.[1]

— *The Washington Post* (2005),
DESCRIÇÃO DA INDÚSTRIA DE ALIMENTOS
POBRES EM CARBOIDRATOS

INTRODUÇÃO À psicologia foi a primeira matéria que ensinei, quando tornei-me professor. Decidi incluir uma palestra sobre o controle de peso, que não era um assunto típico de psicologia I, mas que me interessava. Tratava-se de um interesse intelectual, não prático: eu era magro e comia tudo o que queria. Li uma pilha de artigos científicos para descobrir o que eu iria dizer. A maioria dos artigos tratava de experiências com ratos em que havia sido analisado o efeito das mudanças alimentares no peso. Eu gostava de ler a respeito de experiências com ratos. No curso de pós-graduação, eu fizera várias delas, embora não na área do controle de peso. Minha tese de doutorado foi sobre o modo como os ratos medem o tempo.

Dez anos depois, eu já não era magro. A balança marcava 90kg. Tenho 1,78m, de modo que meu IMC (índice de massa corporal) era

29 (acima do peso). Eu dera muitas palestras sobre o controle de peso e oferecera conselhos aos meus alunos baseado nos documentos científicos que lera. Nessa ocasião, resolvi seguir meu próprio conselho e comecei a comer alimentos menos processados, como laranja em vez de suco de laranja, por exemplo. A mudança alimentar deu certo: perdi cerca de 5kg com facilidade. Este foi um fato interessante. Talvez a leitura de todas aquelas experiências com ratos tivesse me ensinado alguma coisa útil.

Continuei a ler documentos científicos sobre o controle de peso. Num determinado ponto, planejei escrever um livro popular baseado nas palestras que proferi nas turmas de psicologia I. Enquanto fazia pesquisas para o livro (que nunca terminei), conversei com o Dr. Israel Ramirez, cientista pesquisador do Monell Chemical Institute, na Filadélfia, que me enviou uma pilha de cópias de documentos científicos, e um deles levou-me a idealizar uma nova teoria do controle de peso. (Mais detalhes sobre a pesquisa de Ramirez podem ser encontrados no Apêndice, "A ciência por trás da teoria que sustenta a dieta".) A teoria, que descrevo no próximo capítulo, ajudou-me a descobrir duas novas maneiras de perder peso: comer alimentos com um baixo índice glicêmico (perdi quase 3kg) e comer sushi (perdi quase 6kg). Esse foi um excelente indício de que a teoria continha uma grande dose de verdade.

Continuei a não comer alimentos muito processados, e não recuperei o peso que perdera dessa maneira. Não parei de ingerir alimentos com um baixo índice glicêmico e também não recuperei esse peso. Parei de comer sushi após, mais ou menos, um mês e recuperei *aquele* peso que eu havia perdido. A esta altura, eu pesava cerca de 84kg (IMC 26, ainda acima do peso), definitivamente um excesso. Como bilhões de pessoas, eu também queria perder peso, mas não conseguia. Ao contrário delas, contudo, eu tinha uma teoria muito boa a respeito do controle de peso — uma teoria que efetivamente funcionara, que me ajudara a perder peso. A situação me deixou perplexo. Se eu realmente compreendia o controle de peso, não deveria ser capaz de escolher quanto eu queria pesar? Quando entendemos o funcionamento de alguma coisa, não devemos ser capazes de corrigi-la? Fui incapaz de perceber a falha nesse argumento, que parecia sugerir que havia algo errado com minha teoria. No entanto, eu não conseguia encontrar nenhum erro nela.

Os refrigerantes franceses expandem minha teoria

Fui a Paris em 2000, a fim de pegar um vôo barato para a Croácia, para visitar uma amiga. Como Paris é Paris, fiquei lá uma semana.

Adoro comida francesa. Minha primeira refeição em Paris, num bistrô, foi deliciosa. Entretanto, depois da refeição, perdi o apetite. Durante quase todos os demais dias, tive de me forçar a comer. Que grande decepção!

Por quê?, perguntei aos meus botões. Eu não estava doente, deprimido ou ansioso. Não estava tomando nenhum remédio. Estava caminhando muitos quilômetros por dia, vagando pela cidade. A vida estava normal, considerando-se que eu estava de férias — eu simplesmente não tinha vontade de comer, quando, em geral, comia muito.

Como expliquei no Capítulo 1, "Por que uma caloria não é uma caloria", minha teoria do controle de peso enfatiza que o relacionamento entre o ponto de referência e o peso efetivo determina nossa fome em qualquer momento considerado. Se seu ponto de referência estiver *acima* do seu peso, você sentirá fome. Se estiver *abaixo* do seu peso, você não sentirá fome. A total perda de apetite, de acordo com minha teoria, significava que meu ponto de referência estava bem abaixo do meu peso (ver a Tabela 1, "Qual é meu ponto de referência?"). Eu tinha bastante tempo durante minhas caminhadas para pensar no que poderia ter causado minha inapetência.

Eu nunca perdera antes tão completamente o apetite, de modo que a causa provavelmente era algo inusitado. Não era Paris: já a visitara anteriormente e outras cidades estrangeiras sem perder o apetite. Minha teoria dizia que a comida controla o ponto de referência. Concentrei-me então na comida. Que alimentos fora do comum eu consumira?

A refeição no bistrô não fora composta de nada extraordinário. No entanto, *havia* de fato algo diferente. Era junho e estava fazendo muito calor. Para me refrescar, eu tomara diariamente alguns refrigerantes adoçados com açúcar, o que era incomum — na verdade, sem precedente. Eu nunca bebia refrigerantes com açúcar em casa; só comprava os do tipo *diet*. Em Paris, quis experimentar bebidas que não estavam disponíveis nos Estados Unidos, mas os novos refrigerantes que encontrei não tinham a versão dietética. Fui obrigado a consumir os adoçados com açúcar.

Esses refrigerantes possuíam sabores estranhos, que ainda não estavam associados a calorias. De acordo com minha teoria, como expus no Capítulo 1, *um alimento desprovido da associação sabor-caloria diminui muito o ponto de referência.* Foi este fato que me fez desconfiar dos refrigerantes.

Se minha teoria estivesse errada, seria absurdo enfatizar os refrigerantes. Eu certamente perdi peso em Paris — o que normalmente acontece quando pulamos refeições com freqüência. Quase todo mundo acha que os refrigerantes adoçados com açúcar fazem a pessoa *ganhar* peso. Mas minha teoria dizia que somente refrigerantes *conhecidos* produzem ganho de peso (por aumentar o ponto de referência); os refrigerantes *desconhecidos* deveriam causar *perda* de peso por reduzir o ponto de referência. Se minha teoria estivesse certa, fazia sentido enfatizar os refrigerantes franceses.

A frutose e a associação sabor-caloria

Quando voltei para os Estados Unidos, quis testar a idéia de que os novos refrigerantes haviam sido os responsáveis por minha falta de apetite. Um dos testes seria beber refrigerantes com novos sabores e verificar o que aconteceria, mas esta seria uma prática difícil de sustentar, já que os novos sabores se esgotariam. Outro teste seria beber refrigerantes sem sabor. Na ausência do sabor, nenhuma associação sabor-caloria pode se formar. Eu não poderia evitar o sabor familiar do açúcar — as bebidas tinham de conter calorias —, mas talvez o efeito do sabor doce fosse pequeno.

O teste que escolhi foi beber água adoçada exclusivamente com frutose. O açúcar comum é sacarose. A frutose é um açúcar um tanto diferente encontrado no mel e nas frutas. Assemelha-se à sacarose, mas é levemente mais doce. Usei frutose, em vez de sacarose, porque é digerida mais lentamente. (Acabei chegando à conclusão de que as dificuldades de obter a frutose sobrepujavam em muito as vantagens, pelo menos no caso da maioria das pessoas, e agora sugiro que elas usem a sacarose como parte da Dieta Shangri-lá.)

Bebi água "sem sabor" com frutose — exclusivamente com frutose — para evitar formar associações sabor-caloria. Se eu tivesse adicionado suco de limão, por exemplo, uma associação sabor-caloria poderia ter se formado.

A água com frutose causou uma impressionante perda de apetite, e isto ficou claro pouco tempo depois. (Comecei com uma dose muito maior do que a necessária. Com uma dose menor, mais adequada, a perda de apetite pode levar mais tempo para se evidenciar.) Comi muito menos do que habitualmente e perdi peso rápido. A água com frutose refreou mais meu apetite do que eu poderia prever. Reduzi várias vezes à metade a ingestão de frutose nas semanas seguintes, todavia meu apetite não voltou. Continuei a perder peso rapidamente, cerca de 1kg por semana. Eu simplesmente não sentia fome, exatamente como em Paris. De fato, os responsáveis foram os refrigerantes.

Isso foi impressionante. Não havia precedente em lugar nenhum que dissesse que uma mudança tão pequena (poucas centenas de calorias por dia) causasse uma perda de peso tão grande:[2] nem na literatura das pesquisas, nem na minha experimentação anterior, nem em nenhuma história que eu tivesse ouvido. Eu não estava tentando comer menos (conselho clássico), comer dentro de certos limites (Vigilantes do Peso), evitar alguma coisa (como no caso das dietas do Dr. Atkins, South Beach, Zone, Protein Power) ou ser mais ativo (conselho clássico).

A água com frutose parecia tão poderosa que tive a impressão de que poderia ter o peso que eu quisesse. Comecei com aproximadamente 84kg e decidi parar com 68kg.

Bebia diariamente uma pequena quantidade de água com frutose, aumentando-a e diminuindo-a até encontrar uma dosagem que me deixasse com um pouco de fome, mas não demais. Um pouco de fome era melhor do que nenhuma, porque a fome tornava a comida mais saborosa e, é claro, eu ainda precisava comer. Eu fazia uma refeição a cada dois dias, e nunca ficava com uma fome desagradável. Às vezes eu não tinha fome suficiente (como em Paris). Parei algumas vezes de tomar a água com frutose, a fim de aumentar a sensação de fome — possivelmente o primeiro caso numa dieta de emagrecimento.

A perda de peso não foi completamente indolor. Era monótono comer tão pouco. (Uma perda de peso mais lenta poderia ter resolvido esse problema.) Com freqüência, eu desejava apenas o sabor, não as calorias: comecei a tomar várias xícaras de chá por dia e a mastigar chiclete. Passei a adorar as amostras do supermercado: pequenas porções, muito sabor. Também comecei a procurar alimentos crocantes (maçã, bolacha, noz, amêndoa, castanha, pipoca) ou que precisassem ser bem mastigados (chiclete, carne-seca, manga seca). O desejo de comer esses dois tipos de alimentos era novo para mim.

Em três meses eu estava pesando 68kg (ver a Figura 1). "Você está morrendo?", perguntou um colega. "Você tem que parar de emagrecer", disse outro. Comprei roupas novas. Mandei diminuir o cinto. Para parar de perder peso e permanecer com os 68kg, reduzi a ingestão de frutose. Eu desejava meu apetite de volta, mas não queria começar a ganhar peso. A dosagem apropriada para mim revelou-se em torno de 3 colheres de sopa de frutose (150cal/dia). Se eu tivesse parado completamente de tomar a frutose, teria pouco a pouco recuperado o peso perdido (como acontece com as pessoas quando interrompem a dieta). Meus amigos delicadamente me disseram que eu ficava muito magro com 68kg, de modo que resolvi acreditar neles e deliberadamente engordei uns 5kg.

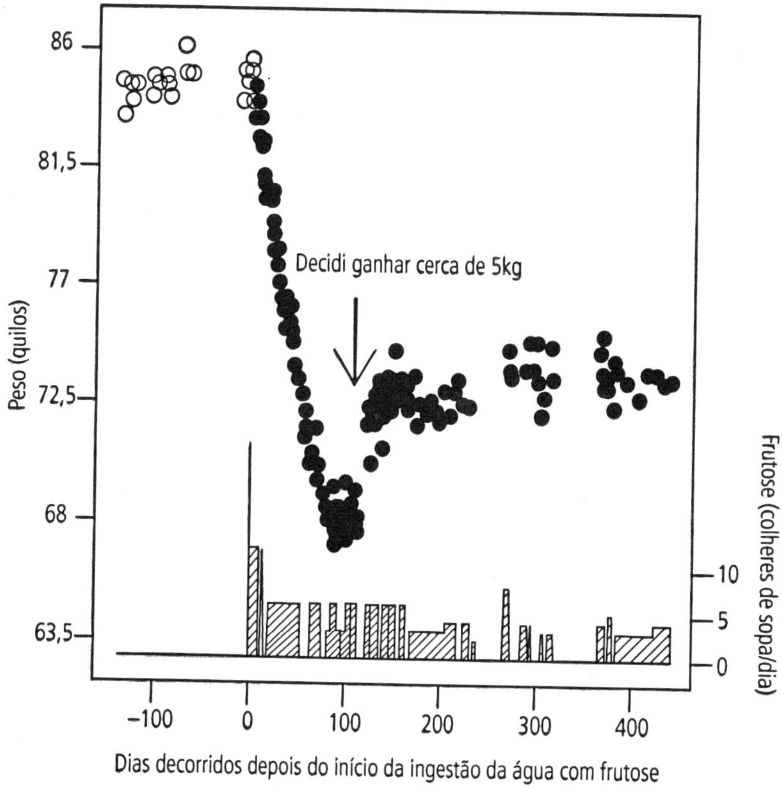

Figura 1. Perda de peso causada pela água com frutose. A área sombreada embaixo indica quanto de frutose tomei por dia.

Por que a água com frutose funcionou tão bem? Minha teoria me conduzira a essa surpreendente descoberta — de modo que a teoria certamente encerrava uma grande dose de verdade —, mas não explicava plenamente a perda de peso. Minha teoria fazia o seguinte prognóstico: *Ingerir calorias sem sabor reduzirá seu ponto de referência.* Se toda a comida que você consumisse não tivesse sabor, a teoria dizia, seu ponto de referência se aproximaria de zero (quase nenhuma gordura corporal). Algo assim parece acontecer nos hospitais, onde alguns pacientes recebem toda a nutrição, inclusive as calorias, por via intravenosa, em outras palavras, sem sabor. Eles, com freqüência, perdem muito peso e ficam muito magros sem sentir fome. Vi recentemente um exemplo brando dessa situação. A mãe de uma amiga passou alguns dias no hospital e foi alimentada por via intravenosa. O apetite dela desapareceu e permaneceu baixo durante vários dias depois que ela deixou o hospital. Minha explicação é que em razão da alimentação intravenosa, o ponto de referência da mãe da minha amiga diminuiu bastante enquanto ela estava no hospital.

No entanto, a água com frutose, sem sabor, possui na verdade um sabor: é doce. Para explicar seu poder de redução de peso, tive de partir do princípio de que a qualidade doce é uma espécie de sabor "invisível" que não se associa a calorias. Era uma suposição razoável. Quando um sabor associa-se a calorias, passa a ter um paladar melhor. Foi por isso que o crítico de restaurantes que mencionei no Capítulo 1 passou a gostar cada vez mais do sabor do coentro. A qualidade doce, no entanto, tem um sabor agradável independentemente da experiência; as crianças em geral gostam de coisas doces. Outra diferença notável entre o sabor doce e os outros sabores é que as coisas doces têm um paladar menos agradável quando estamos com fome. "Há algo desagradável ou repugnante no sabor doce quando a privação de comida é elevada", escreveu a Dra. Elizabeth Capaldi, professora de psicologia na University of Florida, Gainesville, baseada na sua pesquisa.[3] Essas diferenças entre o sabor doce e os outros sabores fez com que fosse mais razoável supor que a qualidade doce por si só não se associava a calorias (e, portanto, não elevava o ponto de referência).

Não tenha medo de nenhuma comida

Mantive o peso na faixa dos 73kg — uma perda de peso de quase 10kg — sem nenhuma dificuldade. Ingerir de 100 a 200cal/dia de água com frutose, para manter o peso sob controle, funcionou bem. Depois de fazer isso durante, mais ou menos, dois anos, um amigo observou que um tipo de azeite de oliva, chamado *extra light*, basicamente não tem sabor. O sabor do azeite, se é que existe algum, provém de "impurezas" (moléculas que não são de gordura). O azeite extravirgem ou virgem possui uma cor esverdeada e um sabor forte. No entanto, o azeite extra light (também chamado de *puro* ou *de sabor extra light*) é gordura pura sem sabor e sem o matiz esverdeado. Extra light refere-se ao sabor, não às calorias. O azeite de oliva extra light — vou chamá-lo de AOEL — possui o mesmo número de calorias por colher de sopa que qualquer outro azeite de oliva, como o extravirgem. Todos contêm cerca de 120cal por colher de sopa. Meu amigo entendeu que minha teoria previa que os alimentos com mais poder de diminuir o peso forneciam calorias desprovidas de sabor. A água com frutose obtinha este resultado em razão de um artifício especial: o sabor doce não contava. O AOEL era uma outra escolha. Segundo minha teoria, 100cal de AOEL deveriam exercer o mesmo efeito que 100cal de água com frutose.

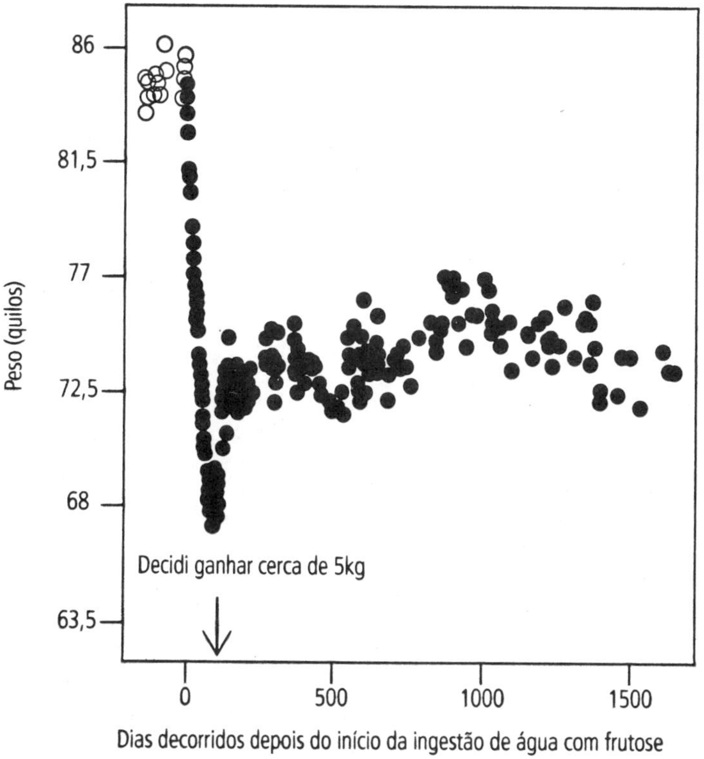

Figura 2. Efeitos a longo prazo de água com frutose e de azeite de oliva extra light.

Testei esse prognóstico. Parei de beber água com frutose e comecei a ingerir a mesma quantidade calórica de AOEL, cerca de uma colher de sopa/dia. Descobri que o que eu previra estava correto: o AOEL era, em linhas gerais, tão eficaz por caloria quanto a água com frutose. Mantive o mesmo peso. A água com frutose fizera meu ponto de referência descer a um determinado nível e o manteve lá; a mesma quantidade de calorias de AOEL obteve o mesmo efeito. A Figura 2 mostra que permaneci próximo ao peso que escolhi por cinco anos.

O AOEL possuía ainda duas vantagens que a água com frutose (ou com sacarose) não tinha. Primeiro, exigia menos tempo. O total de um dia podia ser consumido em segundos. Nenhum preparo era necessário, ao contrário da água açucarada. Segundo, era provavelmente mais saudável do que a água açucarada. O azeite de oliva é um alimento básico da alimentação da região do Mediterrâneo, sendo consumido por italianos, gregos e cretenses, grupos de pessoas que em geral desfrutam uma vida longa e apresentam baixos índices de doenças do coração.[4] Pesquisas descobriram que as pessoas que consomem mais gorduras poliinsaturadas, inclusive o azeite de oliva, têm uma saúde melhor do que as que consomem menos. É mais difícil encontrar indicações dos benefícios da sacarose e da frutose.

Durante alguns anos, tomei apenas AOEL e deixei de usar água com frutose. Com o tempo, voltei a beber também água com frutose, porque ela é agradável em pequenas quantidades. Posteriormente, passei a tomar água com sacarose (açúcar comum), em vez de com frutose, porque a sacarose é muito mais fácil de encontrar. ("É de graça em todos os restaurantes americanos", gosta de repetir um amigo meu.) Agora tomo os dois: AOEL ou algum outro óleo sem sabor em casa, água com sacarose quando estou fora de casa. Não meço mais a quantidade. Quando engordo alguns quilos, tomo mais. Se emagreço, tomo menos.

Mesmo quando meu peso estava constante (por volta de 73kg), continuei a comer muito menos do que eu comia quando meu peso girava em torno de 82kg. Meu metabolismo ficara mais lento.[5] Experiências haviam demonstrado que, quando perdemos peso, o metabolismo fica mais lento, mas seus resultados não haviam me preparado para o tamanho da redução. Antes de perder peso, eu fazia duas grandes refeições por dia. Depois de perder peso, passei a fazer uma refeição por dia e a beliscar algumas coisas. Apesar de estar ingerindo um número muito menor de calorias por dia, não perdia peso nem ficava com fome. A economia de tempo foi maravilhosa. O benefício convencional da perda de peso é a melhora da saúde: o risco de uma doença grave (diabetes, problemas do coração, etc.) supostamente diminui e vivemos mais. Mas seriam necessários muitos anos de vida adicionais para produzir o tempo livre que economizo fazendo apenas uma refeição por dia. Como eu estava comendo menos, também estava gastando muito menos dinheiro com comida, mais ou menos a metade do que despendia antes.

"Enfim livre", era literalmente como eu me sentia. Antes de perder peso, eu evitava muitos alimentos que apreciava, porque sabia que me fariam engordar. Depois que emagreci, baseando-me no poder da frutose, da sacarose ou do AOEL, passei a comer tudo que queria, com moderação. Na hora da sobremesa, comia geléia, tortas, pães, *cookies*, e outros alimentos assados em pequenas quantidades, que eram suficientes. As porções dos restaurantes me pareciam enormes. Acima de tudo, eu podia relaxar: se comia algo que engordava muito, no dia seguinte eu tomava mais água açucarada. Eu tanto podia comer qualquer coisa, como não comer nada — pular uma refeição — e me sentir bem. Em um longo vôo, por exemplo, se eu não gostasse da comida do avião, eu simplesmente não comia. Como comia muito menos, dispunha-me a pagar muito mais por uma refeição. A comida tornou-se mais um prazer do que uma necessidade. Tinha o cuidado de comer alimentos nutritivos (frutas, verduras, legumes, cereais integrais, vitaminas e minerais) todos os dias.

O momento da descoberta

De acordo com Malcolm Gladwell, redator do *New Yorker*, os livros de dieta "possuem um conjunto não-explícito de regras narrativas e convenções", que incluem "o momento da descoberta, quando o autor explica como se deparou com a verdade radical que inspirou a dieta".[6] Eu também tive meu momento da descoberta, mas não foi a descoberta da água açucarada.

A descoberta teve lugar muito antes disso: aconteceu quando descobri que o conselho sobre perda de peso que eu dera a meus alunos efetivamente funcionava. Uma das conclusões da minha palestra sobre controle de peso era que *quanto mais saborosa a comida, mais ela engorda*. O que faz a comida ter um sabor agradável? Bem, o processamento ajuda. Grande parte do que fazemos à comida melhora o sabor. Isto me levou a crer que alimentos menos processados — mais próximos do estado natural — seriam menos saborosos e portanto engordariam menos. Testei este prognóstico e passei a comer alimentos menos processados: laranja, em vez de suco de laranja embalado; arroz integral, em vez de arroz branco ou massa; pratos simples preparados em casa, em vez de quentinhas de restaurantes ou comida de delicatéssen. Parei de comer alimentos assados, inclusive pão. Nos primeiros dias, a nova comida pareceu insípida e sem graça. Uma semana depois, contudo, comecei a apreciá-la e a achar a anterior insossa.

Como mencionei anteriormente, deu certo. Perdi quase 5kg em 8 semanas (ver Figura 3). Excetuando a modesta dificuldade envolvida em modificar minha alimentação, o processo foi fácil. Durante algum tempo, senti menos fome do que de costume, então comi menos do que habitualmente e com isso emagreci. Jamais recuperei o peso que perdi. Nunca senti falta da comida que parei de comer. Até mesmo hoje, passados 15 anos, continuo a não gostar de suco de laranja embalado e pãozinho de minuto. O consenso entre os especialistas em perda de peso tem sido que é quase impossível perder e manter a perda. "A perda de peso não é para os medrosos", declarou em 2005 o Dr.

Thomas Wadden, diretor do Weight and Eating Disorders Program [Programa de Distúrbios do Peso e da Alimentação] na University of Pennsylvania.[7] No entanto, eu perdera peso com facilidade.

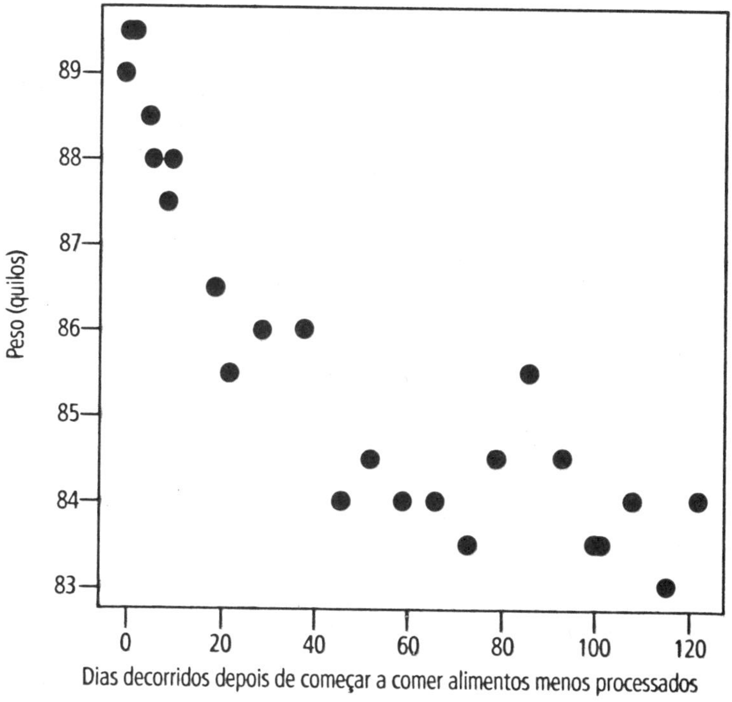

Figura 3. Perda de peso quando comecei a comer alimentos menos processados, como, por exemplo, laranjas em vez de suco de laranja.

A "verdade radical" que inspirou minha dieta não foi que comer menos alimentos processados fez com que eu perdesse peso. Esta foi apenas uma verdade interessante. A verdade radical foi a facilidade com que eu aprendi esta verdade interessante. Eu não podia explicar por que minha mudança alimentar causara perda de peso, mas percebi que *eu talvez fosse capaz de descobrir isso estudando o assunto*. Num mundo onde um estudo típico de perda de peso custa centenas de milhares de dólares, leva vários anos e é realizado por uma equipe de cientistas que dedica a vida profissional ao assunto, acreditar que alguém como eu — basicamente ignorante, sem credenciais em fisiologia ou nutrição — pudesse aprender em alguns meses alguma coisa importante, sem nenhum custo, *era* de fato radical. A experimentação possui uma longa história na medicina, mas quase sempre tem sido usada para mostrar, não para descobrir. Por exemplo, Barry Marshall, ganhador do Prêmio Nobel de Medicina de 2005, usou o próprio corpo para demonstrar a verdade de uma idéia sobre úlceras. A experimentação teve lugar muito tempo depois da idéia. Meu conceito era que a experimentação poderia me *dar* idéias.

E foi isso que aconteceu. Minha teoria do controle de peso foi inicialmente inspirada em algumas experiências com ratos realizadas por Israel Ramirez (ver o Apêndice). Mas passei a acreditar na teoria porque ela me ajudou a descobrir novas maneiras de perder peso. Quando fiquei sem apetite em Paris, acreditei na minha teoria com força suficiente para testar a hipótese que ela sugeria: que minha perda de apetite havia acontecido em razão de alguns refrigerantes com sabores desconhecidos. E esta hipótese, que seria considerada absurda pela maioria das pessoas — inclusive por quase todos os pesquisadores da obesidade — revelou-se correta.

Dois perus

O problema de Sarah com o peso começou quando ela era jovem. "Aos 9 anos, eu pesava quase 50kg", disse ela. "Era muita coisa." Em toda a sua fase de crescimento, Sarah sempre pesou mais do que desejava.

Com quarenta e poucos anos, experimentou o Vigilantes do Peso, que deu certo durante algum tempo. Perdeu pouco mais de 11kg, e acabou atingindo sua meta de peso, em torno de 66kg; um bom peso para uma altura de 1,70m. Com o tempo, contudo, Sarah parou de seguir o programa. Ao longo dos 20 anos seguintes, ela engordou quase 23kg, chegando a pesar perto de 89kg.

Sarah começou a Dieta Shangri-lá (a versão inicial de água com frutose) em 2001, quando estava com 61 anos. Ao longo de 8 meses, perdeu 18kg e manteve o peso mais baixo (ver Figura 4). Durante esse período, Sarah continuou a fazer três refeições por dia e deu seguimento à sua rotina de exercícios (step ou bicicleta ergométrica 30 ou 40 minutos, três vezes por semana). Não modificou os alimentos que comia, apenas passou a comer uma quantidade menor deles. Sarah jogava um pequeno jogo consigo mesma: olhava para a comida que tinha diante de si e pensava: *Qual a menor quantidade que posso comer e ainda assim me sentir satisfeita?* Depois que começou a tomar água com frutose, a resposta passou a ser cerca da metade da quantidade de comida que normalmente comia. Sarah adorava a ausência de restrições ao que podia comer. "Se eu estivesse com vontade de comer pizza, comia apenas um pedaço e ficava satisfeita." Em vez de seguir regras rígidas sobre quanto podia comer, como no caso do Vigilantes do Peso, Sarah podia simplesmente comer o bastante para sentir-se satisfeita.

Sarah não teve nenhum problema com a fome, quando estava tomando água com frutose. Pelo contrário, comia muito menos por estar com menos fome; a comida tornou-se "um evento, não algo que eu devorava ou comia furtivamente". Sarah começou a tomar água com frutose em setembro; no Natal, perdera

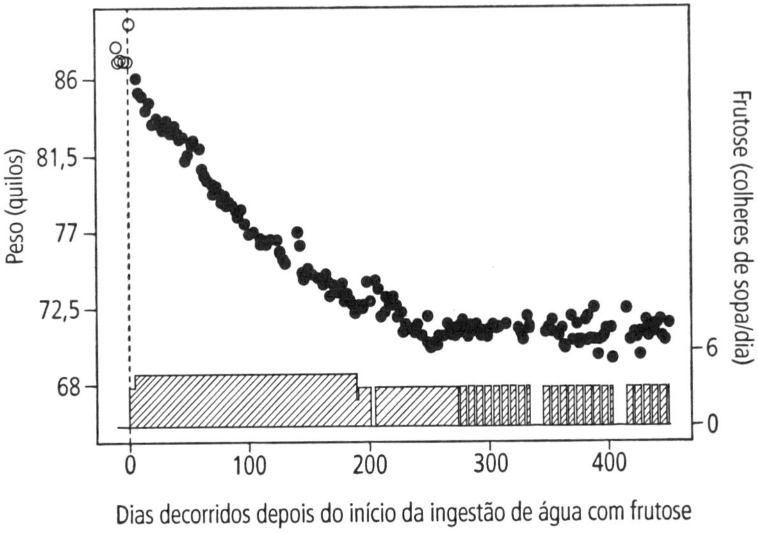

Figura 4. O peso de Sarah com o passar do tempo. Os círculos abertos mostram seu peso antes do início da dieta. A área sombreada mostra quanto de frutose ela tomava por dia. Os intervalos maiores indicam férias, e os menores, fins de semana. Por volta do 300° dia, ela passou a beber água com frutose apenas durante a semana.

9kg. Ao tirar um peru de Natal da geladeira, Sarah percebeu que "perdera um verdadeiro fardo" — o peso de um peru grande. Ela e as amigas inventaram uma unidade de perda de peso chamada *peru*: 1 peru = 9kg. Com o tempo, ela perdeu dois perus. Quando atingiu o peso desejado, Sarah reduziu gradualmente a ingestão de frutose para não emagrecer mais.

O manequim de Sarah diminuiu do tamanho 50 para o 44. Ela ficou encantada por não ter mais de comprar roupa nas lojas de tamanhos especiais. "Depois que perdi peso, pude entrar numa loja normal e experimentar roupas que cabiam em mim. Isso foi muito agradável." A melhora da saúde também foi muito boa: a pressão sangüínea caiu de 14/8 (limítrofe para alta) para 11/7 (normal). "Meus filhos estão assombrados com o que consegui. Sinto-me muito bem por eles sentirem orgulho de mim. Certamente é agradável ouvir as pessoas elogiarem minha aparência, mas não é tão importante quanto meu sentimento de realização. Senti que consegui vencer uma batalha que eu travei quase a vida inteira."

3

UMA NOVA TEORIA DO CONTROLE DE PESO

ESTE CAPÍTULO explica a teoria que ampara a dieta. A teoria não explica apenas por que a dieta funciona; ela efetivamente ajudou-me a descobri-la. Depois que calorielab.com* divulgou no *site* um longo e cético relato sobre esta dieta, alguém fez o seguinte comentário: "Estou fazendo a Dieta Shangri-lá há quase um mês, e ela funciona que é uma beleza... Que diferença faz saber por quê?" Bem, nem todo mundo pensa dessa forma. Você não precisa entender a teoria para obter resultados com a dieta. Mas acho que alguns leitores vão querer compreendê-la. Talvez isso o ajude a descobrir novas maneiras de perder peso.

A teoria consiste em idéias entrelaçadas, que explicarei uma por uma.

Idéia 1. O peso é regulado por um sistema com um ponto de referência.

Como foi discutido no Capítulo 1, "Por que uma caloria não é uma caloria", o sistema do controle de peso corporal lembra um sistema de aquecimento controlado por um termostato. Assim como este último possui uma temperatura de referência que tenta manter, o sistema do

*Todos os *sites* indicados neste livro apresentam seu conteúdo em inglês. (*N. do E.*)

controle de peso corporal tenta manter um *peso* de referência. O Apêndice, "A ciência por trás da teoria que sustenta a dieta", descreve algumas das premissas dessa idéia.

O nome *ponto de referência* pode gerar alguma confusão porque este ponto *não* é fixo, mas não se esqueça de que a temperatura a que um termostato é ajustado também não é fixa. *Ponto de referência* é apenas um desses termos cujo significado é bem diferente do que a soma de suas partes.

Idéia 2. Quando seu peso efetivo cai abaixo do ponto de referência, o sistema o faz sentir mais fome e aumenta a quantidade de comida necessária para você se sentir satisfeito. Quando um termostato detecta que a temperatura do aposento está abaixo do ponto de referência, liga o aquecimento. A ativação do aquecimento faz a temperatura voltar ao ponto de referência. Quando o sistema regulador do seu peso corporal detecta que a gordura que você tem no corpo está abaixo do seu ponto de referência, faz com que você sinta mais fome entre as refeições do que habitualmente e aumenta a quantidade de comida que você precisa ingerir para se sentir satisfeito. (Outras mudanças também têm lugar, mas estas são as mais óbvias.) Isto o leva a comer mais do que de costume e a engordar, fazendo seu peso voltar ao ponto de referência. À medida que o peso vai se aproximando do seu ponto de referência, a fome diminui.

Idéia 3. Entre as refeições, o ponto de referência diminui. Quando você não está comendo, seu ponto de referência diminui lentamente. A taxa de declínio é muito variável (ver Idéia 4), mas numa estimativa muito grosseira é cerca de 250g/dia. (Quando você não come, o peso também diminui naturalmente, pois você queima gordura. O peso declina mais rápido do que o ponto de referência, por isso deixar de comer causa fome — e as dietas que o privam de comida não funcionam.)

Idéia 4. Quanto mais elevado o ponto de referência, mais rápido ele desce entre as refeições.

Se seu ponto de referência for muito elevado (você é obeso), ele poderá decrescer entre as refeições a uma taxa de 500g/dia. Se o seu ponto de referência for baixo (você é magro), ele diminuirá bem mais lentamente, talvez pouco mais de 100g/dia.

Idéia 5. Ingerir sabores associados a calorias elevam o ponto de referência.

Quando você come algo com a associação sabor-caloria, o ponto de referência sobe. Qualquer alimento familiar com calorias (maçã, pão, salmão) produzirá este resultado.

As Idéias 3 e 5 juntas indicam que o ponto de referência está sempre subindo e descendo: sobe durante uma refeição (Idéia 5), desce entre as refeições (Idéia 3), sobe durante outra refeição, desce etc. A Figura 5 mostra esta oscilação.

O ponto de referência só permanecerá aproximadamente o mesmo — subindo e descendo em torno do mesmo valor —, se a quantidade de comida *durante* as refeições fizer seu ponto de referência subir exatamente o que ele diminui *entre* as refeições. É bastante provável que seja exatamente isto que esteja acontecendo agora: a comida que você ingere eleva seu ponto de referência na mesma proporção que ele declina entre as refeições, o que mantém esse ponto estável e, por conseguinte, seu peso estável. (Seu peso está sempre próximo do ponto de referência.) A Dieta Shangri-lá produz a perda de peso porque reduz o quanto a comida aumenta seu ponto de referência todo dia — você consome o mesmo número de calorias, mas seu ponto de referência sobe menos. O resultado é que seu ponto de referência atual e, por conseguinte, seu peso atual tornam-se insustentáveis. Seu ponto de referência cairá lentamente até que o aumento e o decréscimo voltem a estar em equilíbrio.

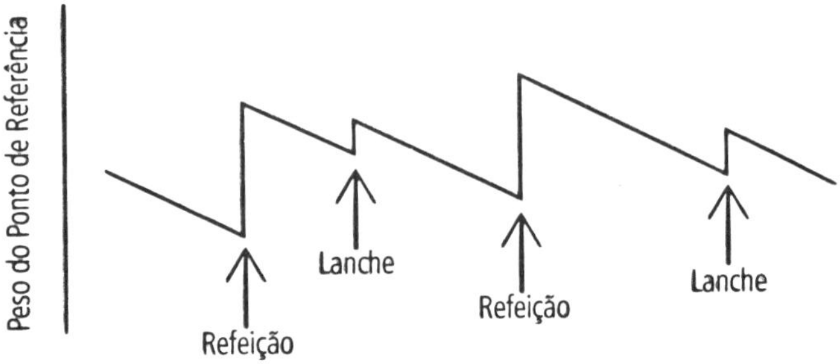

Figura 5. O efeito da comida no seu ponto de referência.

Vamos supor, por exemplo, que o que você come aumente cerca de 500g/dia seu ponto de referência e que ele diminua entre as refeições também cerca de 500g/dia. Trata-se de uma situação estável: o ponto de referência subirá e descerá em torno do mesmo valor, dia após dia. Em janeiro, fevereiro, março — seu peso vai permanecer o mesmo. No dia 1° de abril, no entanto, digamos que você resolva mudar a alimentação — seu ponto de referência vai subir apenas 400g/dia. Esta *não* será uma situação estável. O ponto de referência descerá entre as refeições mais do que subirá durante as refeições. O nível em torno do qual o ponto de referência vai oscilar gradualmente diminuirá — cerca de 100g/dia. Como este nível vai estar decrescendo, você perderá peso. Em abril, maio, junho, você vai emagrecer, e continuará a perder peso até atingir um peso no qual seu ponto de referência só vai decrescer 400g/dia entre as refeições, em vez de cerca de 500g/dia.

Idéia 6. Quanto mais forte a associação sabor-caloria de um alimento, mais o ponto de referência subirá quando ele for ingerido.

A intensidade da associação sabor-caloria tem importância: os sabores fortemente associados às calorias aumentam mais o ponto de referência do que os sabores debilmente associados às calorias. Mais adiante, no subtítulo "Aplicando a teoria à alimentação diária", explicarei o que torna uma associação sabor-caloria forte ou fraca.

Você pode ter uma noção da intensidade com que um sabor está associado às calorias. Um sabor não associado às calorias tem um paladar um pouco insípido e/ou estranho, ou até mesmo desagradável. À medida que a associação sabor-caloria torna-se mais forte, o sabor não muda exatamente; ele se torna agradável e familiar. Você pode experimentar isso bebendo um chá desconhecido. Acrescente açúcar ao chá (para ter calorias). A primeira xícara terá um paladar moderadamente agradável pela qualidade doce do açúcar. Se você tomar uma xícara desse chá por dia com açúcar, as xícaras subseqüentes terão um paladar cada vez melhor, à medida que o sabor do chá associar-se às calorias do açúcar. Por outro lado, se você adicionar ao chá um adoçante não calórico (como o Splenda), as xícaras subseqüentes *não* terão um paladar cada vez melhor. O sabor do chá não se associará às calorias, porque a bebida não tem calorias.

Você provavelmente tem vários alimentos preferidos que considera muito saborosos por uma associação sabor-caloria muito forte. São sempre alimentos que você já comeu muitas vezes. Uma bomba de chocolate? Um cachorro-quente com um certo tipo de mostarda? Uma marca de uísque? Se existem alimentos que você deseja intensamente, que lhe proporcionam um grande prazer, alimentos que você não pode passar nem um dia sem comer ou beber (se você é viciado em Pepsi, por exemplo), alimentos que você não hesitaria em dirigir meia hora para comprar — esses são exemplos do que estou falando. Comer ou beber esse tipo de alimento faz seu ponto de referência subir mais do que quando você come alimentos que não são tão familiares ou saborosos.

Na extremidade inferior da escala de intensidade da associação estão os sabores não associados às calorias. É aí que todo sabor começa. Na primeira vez que você prova um sabor, ele não está associado às calorias. No entanto, se você tem idade suficiente para ler este livro, quase tudo que você come possui um paladar, pelo menos, um tanto familiar. A pessoa comum encontra sabores totalmente desconhecidos, quando gosta de se aventurar (ir a um restaurante étnico inusitado, preparar uma receita com ingredientes ou combinações de temperos fora do comum) ou quando está num país estranho. Costumo fazer compras em muitas lojas étnicas de alimentos, onde compro comida com sabores desconhecidos — minha versão de turismo a distância. Comer alimentos estranhos não eleva o ponto de referência, de modo que oferece uma rara oportunidade de voar sob o radar do sistema regulador do peso corporal e comer sem elevar o ponto de referência.

Aplicando a teoria à alimentação diária

Como podemos usar essa teoria para descobrir o que comer para perder peso? Precisamos verificar que alimentos, quando consumidos muitas vezes, têm uma forte associação sabor-caloria e quais os que têm uma associação fraca.

Cem anos de pesquisa sobre o condicionamento pavloviano nos são úteis aqui. Essa pesquisa estabeleceu duas regras que comprovadamente se aplicam a todos os exemplos do condicionamento pavloviano.

A primeira é que *quanto mais fraco for o sinal, mais fraca será a associação.* Quando Pavlov usava um sino que os cães mal conseguiam ouvir, a salivação produzida nos animais era menor do que quando eles conseguiam ouvir nitidamente o sino.

Quando aplicada ao aprendizado sabor-caloria, essa regra significa que *quanto menos intenso for o sabor de um alimento, mais fraca será a associação sabor-caloria.* Se você reduzir a quantidade de sabor na sua comida, as associações sabor-caloria ficarão mais fracas. Quando comecei a comer grandes quantidades de uma comida relativamente insípida (sushi), eu de fato perdi peso. Posteriormente descobri que água açucarada e azeite de oliva extra light — ambos desprovidos de sabor — funcionavam ainda melhor.

A segunda regra é que *quanto mais o resultado for protelado, mais fraca será a associação.* Nas experiências de Pavlov, o sino era o sinal e a comida o resultado. A comida era dada ao mesmo tempo que o sino era desligado. Se a comida tivesse sido oferecida muitos minutos depois de o sino ser desligado, o cachorro não teria estabelecido nenhuma associação.

Quando aplicada ao aprendizado sabor-caloria, essa regra significa que *quanto mais devagar a comida for digerida, mais fraca será a associação sabor-caloria*. Quando um alimento é digerido mais lentamente, as calorias que ele contém são detectadas mais devagar. Assim, há um intervalo maior entre o sinal (o sabor) e o resultado (as calorias). Acredito que talvez seja por isso que as dietas pobres em carboidratos e as dietas dos bons carboidratos funcionam: elas substituem alimentos que são digeridos rapidamente, como o pão, por aqueles que são digeridos lentamente, como os legumes e as verduras. Os alimentos digeridos mais devagar têm uma associação sabor-caloria mais fraca e, portanto, aumentam menos o ponto de referência.

Um elevador de grãos da Idade da Pedra

O fato de o sistema regulador do nosso peso funcionar dessa maneira não é um grande enigma. Trata-se de um sistema projetado para armazenar energia (calorias) — ou seja, nos deixar mais gordos — quando a comida é farta e reduzir a quantidade de energia armazenada — nos deixar mais magros — quando a comida é escassa. É dessa maneira que qualquer sistema sensível de armazenagem de produtos básicos funciona. Armazeno toalhas de papel quando estão baratas e uso meu estoque quando estão caras. Os elevadores de grãos armazenam o grão quando ele está barato. Mais tarde, quando o preço sobe, o grão armazenado é vendido.

O sistema que descrevi utiliza o sabor dos alimentos para determinar se a comida é farta ou escassa. Na Idade da Pedra, nas épocas de fartura, a comida era mais saborosa. Além disso, quando a comida era farta, os alimentos mais saborosos — os que tinham uma associação sabor-caloria mais forte — apresentavam uma tendência maior de ser ingeridos do que quando a comida era escassa.

Na Idade da Pedra, esse sistema nos deixava gordos, ou pelos menos mais pesados, durante os "anos gordos", como uma proteção contra os "anos magros" que se seguiriam. No entanto, hoje em dia, os anos de escassez nunca chegam, e a nossa — antes preciosa — gordura é agora mais nociva do que saudável.

Por que acreditar na teoria?

Só quem cria uma teoria é que acredita nela, diz o ditado popular, mas esta afirmação não é inteiramente verdadeira. Dois tipos de descoberta são especialmente convincentes. A primeira é a confirmação de um prognóstico surpreendente. Um famoso exemplo é a volta do Cometa Halley na época prevista — uma evidência extremamente convincente da teoria de que os cometas descrevem órbitas ao redor do Sol. Um prognóstico surpreendente da teoria do controle de peso que foi confirmada é que o azeite de oliva extra light causa a perda de peso. A idéia habitual é que consumir gordura produz o aumento de peso. Segunda, a utilidade repetida. Quando uma teoria é repetidamente útil, o ceticismo desaparece. Esta teoria me levou a experimentar uma dieta de baixo índice glicêmico. Funcionou: perdi peso. Levou-me a comer uma grande quantidade de sushi. Deu certo. Levou-me a beber água açucarada. Funcionou excepcionalmente bem. Levou-me a tomar azeite de oliva extra light. Também funcionou às mil maravilhas.

Mais detalhes sobre a teoria são encontrados no meu artigo "What Makes Food Fattening? A Pavlovian Theory of Weight Control" [O que faz uma comida engordar? Uma teoria pavloviana do controle de peso], no *site* www.sethroberts.net/articles/whatmakesfoodfattening.pdf.

A comida cai no chão

Quando Michael tinha 48 anos, pesava 115kg. Ele mede 1,83m. Havia sido gordo praticamente a vida inteira. "Eu era um menino baixo e gordo com o cabelo cortado à escovinha", contou-me Michael. Sem falar nas questões de saúde — sentia dor no joelho —, seu peso era um problema porque, em função disso, as pessoas o tratavam mal. "A sociedade estabelece que, como somos gordos, não temos valor", disse ele.

Os olhos de Michael se iluminaram ao ouvir um colega de trabalho dizer que eu perdera peso apenas bebendo água com frutose. *Isso eu posso fazer*, pensou ele. "Foi como se alguém tivesse me atirado um salva-vidas. Eu ia ser salvo e deixaria de pesar muito mais do que eu queria. Eu havia esperado muito tempo por isso." Havia muito tempo que Michael desejava perder peso, mas não queria comer alimentos especiais, o que significava que não podia fazer a dieta do Dr. Atkins nem a de Jenny Craig. Ele passava pelo Vigilantes do Peso a caminho do trabalho, mas "a idéia de ser o único homem numa sala cheia de mulheres não me atraía".

Michael começou a tomar diariamente seis colheres de sopa de frutose (misturadas em um litro de água). Na maioria dos dias, fazia apenas uma refeição, na hora do almoço: cerca de 100g de proteína (tofu, frango ou peixe) e uma salada grande. Não tomava café-da-manhã, não beliscava e não jantava. Quando ele a mulher faziam uma refeição fora de casa, na casa dos pais dele, por exemplo, Michael comia tudo que era servido, inclusive a sobremesa, mas descobriu que estava comendo menos do que antes.

A mulher de Michael adorava o fato de ele estar emagrecendo, mas detestava jantar sozinha nas noites em que ficavam em casa. Por outro lado, eles começaram a passar momentos juntos de uma nova maneira. Quase todas as noites, faziam uma caminhada acelerada de 45 minutos, subindo e descendo morros.

Pouco depois de Michael começar a tomar água com frutose, ficou claro que o método estava dando certo. Ele perdia peso regularmente. Depois de ter emagrecido 9kg, o amigo comum que descrevera para Michael meu plano de água com frutose me escreveu dizendo: "Todos os dias ele me agradece. Diz que vai dar meu nome a todos os filhos que porventura venha a ter." Michael perdeu peso constantemente (ver Figura 6). Onze meses depois de começar o regime da frutose, estava pesando cerca de 80kg, o que equivalia a uma perda de 36kg. Na verdade, estava pesando menos do que seu peso máximo durante o segundo grau. Em geral, Michael vestia roupas pretas. Um colega de trabalho fez uma brincadeira dizendo que ele passara de Orson Welles a Johnny Cash.

Alguns dos benefícios da perda de peso eram físicos. Quando Michael era gordo, ele às vezes roncava alto. Depois que emagreceu, parou de roncar. A dor no joelho desapareceu. Houve também mudanças sociais. Ele me confessou que sua sala no trabalho costumava ser chamada de *sala do choro*, porque algumas colegas iam rotineiramente conversar com ele sobre seus problemas com os homens. Quando Michael perdeu peso, elas pararam de procurá-lo para contar histórias tristes. "Quando somos gordos, pensam em nós apenas como bons colegas. Os caras gordos não são considerados homens", declarou ele. As provocações sexuais amistosas das colegas diminuíram e depois pararam, quando o peso de Michael passou de 115kg para 77kg. "Elas imaginavam que, quando eu pesava 115kg, eu jamais interpretaria a brincadeira de uma maneira errada. Seria inconcebível acreditar que aquilo que elas diziam um dia poderia acontecer", disse Michael. "Mas com o peso de 77kg, elas pensam: talvez ele vá achar que estou dando bola para ele, em vez de apenas fazendo uma brincadeira."

O novo físico de Michael também provocou uma nova reação em uma colega particularmente desagradável. Quando ele era gordo, conta: "Sempre que essa mulher se dirigia a mim, deixava transparecer pela sua atitude que estava pensando: *seu mísero pedaço de...* Quando passei a pesar 77kg, ela começou a me tratar como tratava todo mundo." Michael também disse que depois de perder todo aquele peso, os desconhecidos passaram a sorrir mais para ele. Comentei este fato com uma das colegas de Michael. "*Ele* está sorrindo mais", explicou ela.

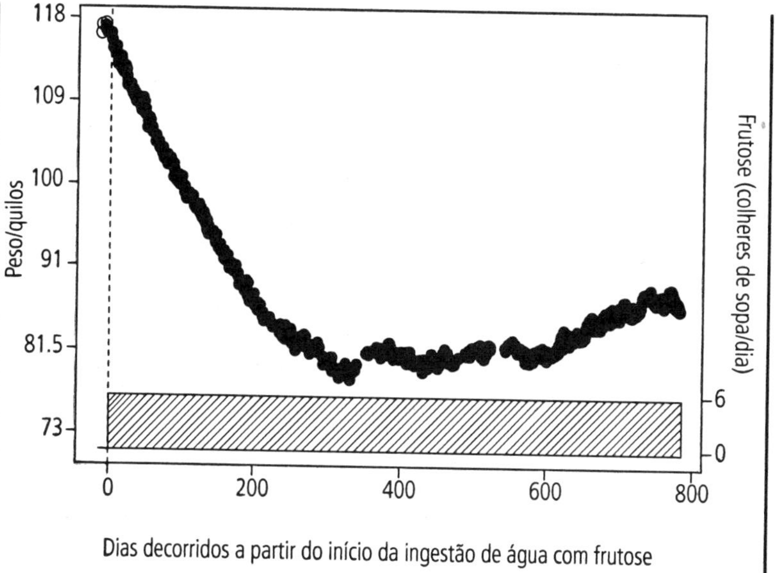

Figura 6. O peso de Michael com o passar do tempo. A área sombreada mostra a quantidade de frutose que ele tomava por dia. Os círculos abertos mostram seu peso antes do início da dieta.

Outra colega de trabalho também havia perdido muito peso. Certo dia, Michael lhe disse: "A melhor coisa sobre ser magro é que a comida cai no chão" (em vez de na camisa). Eles riram. Foi uma piada que nem todo mundo entendeu, Michael me disse.

4

COMO FAZER A DIETA SHANGRI-LÁ

Secretamente, eu desconfiava que a resposta para os problemas
de peso seria algo ridiculamente simples,
mas é quase um exagero esperar que isso aconteça.[1]

— *Starkville Daily News*

Minha preguiça sentiu-se atraída por ela.[2]

— O MOTIVO DE UM BLOGUEIRO PARA
EXPERIMENTAR A DIETA SHANGRI-LÁ

A DIETA SHANGRI-LÁ é o programa de perda de peso mais flexível até hoje concebido. Não há alimentos proibidos, alimentos restritos, contagem de calorias, planejamento de refeições, receitas, e, acima de tudo, nenhuma privação. Nada é subtraído, apenas adicionado. Siga apenas a estrutura básica flexível e escolha entre as várias possibilidades que ela oferece.

A visão global

A visão global da Dieta Shangri-lá é muito simples. Existem apenas duas regras:

Regra 1. Consuma diariamente de 100 a 400 calorias de água açucarada e/ou óleo comestível sem sabor.

O que importa é o total de calorias. Cem calorias de água açucarada terão o mesmo efeito que 100cal de óleo sem sabor. Quanto mais calorias você consumir dessa maneira, mais peso você perderá, por mais estranha que possa parecer esta afirmação. Entre os óleos comestíveis sem sabor estão o azeite de oliva extra light (AOEL), o óleo de cártamo e o óleo de canola, mas qualquer óleo sem sabor serve.

Recomendo que você comece tomando água açucarada e óleo sem sabor. Duas pequenas quantidades (por exemplo, 50cal de água açucarada e 150cal de óleo sem sabor) provavelmente serão mais bem digeridas do que uma quantidade maior (200cal apenas de óleo sem sabor).

A quantidade a ser consumida depende de quanto peso você quer perder. Consulte a Tabela 2 para escolher uma quantidade inicial. As quantidades de açúcar na Tabela 2 indicam quanto de açúcar você dissolverá na água, já que você decidirá a quantidade de água que vai usar, como explicarei um pouco mais adiante ainda neste capítulo. Após algumas semanas ou um mês, você provavelmente ajustará os valores para cima ou para baixo para perder peso mais rápido ou mais devagar. Não tente perder mais de 1kg por semana, porque esta é a taxa de perda de peso considerada saudável.

Regra 2. Tome a água açucarada e/ou o óleo bem antes ou depois das refeições — pelo menos com uma hora de intervalo.

Por exemplo, se você imagina que vai almoçar entre meio-dia e 1 hora da tarde, tome a água açucarada ou o óleo por volta das 11 horas da manhã ou depois das 2 horas da tarde. No entanto, além da idéia básica de tomar a água açucarada ou o óleo com uma hora de intervalo antes ou depois das refeições (ou da ingestão de qualquer outro alimento), você pode tomá-los sempre na mesma hora ou em horas

Tabela 2
Quantidade de Açúcar e de Óleo a Ser Tomada

SE VOCÊ QUER PERDER...	AÇÚCAR NA ÁGUA	CALORIAS DO AÇÚCAR	ÓLEO	CALORIAS DO ÓLEO	TOTAL DE CALORIAS
Menos de 9kg	1 colher de sopa/dia	45	1 colher de sopa/dia	120	165
De 9kg a 18kg	2 colheres de sopa/dia	90	2 colheres de sopa/dia	240	330
Mais de 18kg	3 colheres de sopa/dia	135	2 colheres de sopa/dia	240	375

diferentes. A hora do dia não tem importância porque a água açucarada e o óleo não são moderadores de apetite de ação rápida que reduzem o apetite durante algumas horas. O efeito desses dois alimentos perdura um longo tempo.

Se a quantidade diária que você pretende tomar não for pequena (uma colher de sopa/dia ou menos), divida-a em pelo menos duas porções. O que dá certo para muitas pessoas é tomar a primeira porção entre o café e o almoço e a segunda depois do jantar. Quanto mais devagar você tomar o óleo e a água açucarada, mais facilidade o corpo terá para digeri-los.

E quanto ao que você come? *A única mudança que você precisa fazer na sua alimentação é adicionar água açucarada e/ou óleo.* Você não precisa comer conscientemente menos de alguma coisa ou ficar atento ao que come. Sentirá muito menos fome e descobrirá que está comendo menos e sentindo-se satisfeito mais rapidamente. O resultado global será que você consumirá menos calorias e perderá peso sem fazer um esforço deliberado para escolher alimentos com baixas calorias ou comer menos. Uma característica muito interessante desta dieta é que ela o ajudará a tomar decisões alimentares melhores, porque reduzirá ou eliminará seu desejo de comer *junk food*. Quase todas as dietas tornam a vida mais difícil; esta a torna mais fácil. Você encontrará muitos exemplos no Interlúdio "Em Shangri-lá".

A preparação da água açucarada

Você pode preparar a água açucarada com sacarose (açúcar comum) ou frutose (açúcar de frutas), pois são igualmente eficazes. Lembre-se de que:

- A água açucarada *não deverá* ter sabor. A Dieta Shangri-lá funciona porque fornece calorias sem sabor. (A qualidade doce não conta como sabor.) É por isso que beber refrigerantes adoçados com açúcar, como Coca-Cola não dá certo. (Se beber Coca-Cola produzisse perda de peso, este seria o segredo mais bem guardado da história mundial.) *Não adicione nada à água açucarada* – nem mesmo suco de limão, por exemplo.

- A água açucarada *precisa* ter calorias. Água adoçada com sucralose (Splenda), aspartame (NutraSweet, Equal), sacarina (Sweet'n Low) ou stevia não funcionará. Uma pessoa que fazia a Dieta Shangri-lá começou a tomar água açucarada, perdeu um pouco de peso e achou que era o sabor doce que fazia a diferença. Mudou então para água adoçada com Splenda. Cerca de uma semana depois, seu apetite começou a voltar — ela recuperou o peso que perdera.

Açúcar branco comum, ou sacarose, é o açúcar mais fácil e mais barato de usar. Para evitar o sabor, você tem de usar somente açúcar branco, e não açúcar mascavo, açúcar não-refinado ou melado. Cem calorias de sacarose custa muito pouco. Gosto de tomar a água açucarada quente, como chá, mas trata-se de uma preferência pessoal. (É uma boa idéia beber lentamente a água açucarada, e a água quente nos obriga a fazer isso.) Você pode tomá-la em qualquer temperatura que desejar. Se preferir fria ou gelada, experimente usar açúcar de confeiteiro (também muito barato), que é um açúcar em pó extremamente fino e se dissolve mais rápido na água fria do que o açúcar comum.

A *frutose* é um açúcar comum encontrado no mel, nas frutas e nos refrigerantes adoçados com xarope de milho com elevado teor de frutose. Se você beber qualquer tipo de bebida não alcoólica produzida em massa (refrigerantes, bebidas energéticas, bebidas isotônicas e coisas semelhantes), já estará consumindo bastante frutose, pois essas bebidas são adoçadas com xarope de milho com elevado teor de frutose. Você pode ter dificuldade de encontrar a frutose granulada que pode ser dissolvida na água. É vendida a granel nos mercados varejistas de produtos naturais e orgânicos por um preço razoável. Nas lojas de produtos naturais pode custar mais caro.

Você deve usar sacarose ou frutose?

Agora, eu uso sacarose. No entanto, descobri o poderoso efeito emagrecedor da água açucarada usando frutose. Escolhi a frutose, em vez da sacarose, para evitar grandes mudanças na taxa de açúcar no sangue. A frutose possui um índice glicêmico muito mais baixo do que a sacarose, o que indica que ela tem um efeito menor na taxa de açúcar no sangue. Outra razão de ter escolhido a frutose foi o fato de que as experiências com ratos haviam descoberto que é relativamente difícil produzir associações sabor-caloria quando a frutose é a fonte das calorias.[3]

De vez em quando, as pessoas me dizem que a frutose lhes causou dor de cabeça ou indigestão, talvez não tenha sido reconhecida pelo seu sistema digestivo e, assim, bem digerida. Em vez de produzir, ininterrupta e desnecessariamente, todas as enzimas digestivas possíveis, o corpo fabrica apenas as de que ele efetivamente necessita. Quando um alimento que requer novas enzimas digestivas é ingerido o tempo todo, o corpo começa a produzir uma quantidade maior delas. Se algum dos alimentos que você ingerir durante essa dieta (água açucarada e/ou óleo) for novo para você, deverá começar com pequenas quantidades (uma colher de sopa ou menos) durante os primeiros dias.

Como a sacarose é muito mais conveniente do que a frutose, e descobri que é igualmente eficaz, eu agora faço uso dela. Se você estiver preocupado com a taxa de açúcar no sangue, talvez prefira tomar frutose ou então apenas o óleo.

Independentemente do tipo de açúcar que escolher, *você deverá tomar a água açucarada lentamente,* porque isso sobrecarregará minimamente o pâncreas, que produz a insulina, e minimizará as mudanças na taxa de açúcar no sangue. Um blogueiro relatou o seguinte: "Cerca de uma hora depois de tomar a água açucarada [três colheres de sopa em um copo grande de água] fiquei muito sonolento."[4] Isto provavelmente aconteceu porque ele bebeu a água açucarada rápido demais. Quando o açúcar é digerido no estômago e convertido em glicose (o açúcar do sangue), a taxa de açúcar no sangue (a concentração de glicose no sangue) aumenta. Quando a taxa de açúcar no sangue aumenta, o corpo fabrica insulina para baixá-la. Se um excesso de insulina é produzido em resposta à água açucarada, como pode acontecer com algumas pessoas, a taxa de açúcar no sangue fica muito baixa e a pessoa pode ficar sonolenta ou começar a ficar cansada, e até um pouco trêmula. Se eu comer um pãozinho de estômago vazio (por algum motivo acabo comendo-o depressa), fico sonolento meia hora depois, sem dúvida por causa do açúcar no sangue. (O pão possui um elevado índice glicêmico.) No entanto, se você beber lentamente a água açucarada, o efeito sobre a taxa de açúcar no sangue será o mesmo que se comesse um pedaço de fruta. Beba lentamente a água açucarada — leve trinta minutos ou mais —, em vez de engoli-la de uma só vez.

Evitar a candidíase é outra boa razão para você beber lentamente a água açucarada. As mulheres propensas a ter candidíase devem diluir muito bem o açúcar ou tomar óleo, em vez de açúcar.

Quanto de água devo usar?

A quantidade de água na qual o açúcar é dissolvido não afeta o poder do açúcar de reduzir o peso. Você pode chupar cubos de açúcar e obter o mesmo efeito. No entanto, *quanto mais lentamente você consumir o açúcar, melhor.* Misture o açúcar com a quantidade de água que você consegue beber com facilidade em trinta minutos ou mais. Isto vai ajudá-lo a controlar sua ingestão.

A quantidade utilizada por quase todas as pessoas que fazem a Dieta Shangri-lá é uma xícara* de água por colher de sopa de açúcar. (Tenha em mente que uma colher de sopa de açúcar equivale a três ou quatro cubos de açúcar.) Esta quantidade, no entanto, pode ser doce demais para seu gosto, ou não ser doce o suficiente. Ajuste a quantidade de água para encontrar um nível de doçura que lhe agrade. A Tabela 3 apresenta algumas possibilidades.

TABELA 3
QUANTO DE ÁGUA DEVO USAR?

	DOÇURA		
QUANTIDADE DE AÇÚCAR	ELEVADA	MÉDIA	BAIXA
1 colher de sopa	200mL	1 xícara/250mL	350mL
2 colheres de sopa	1,5 xícara/350mL	2 xícaras/500mL	3 xícaras/750mL
3 colheres de sopa	2,2 xícaras/500mL	3 xícaras/750mL	4,5 xícaras/1L
4 colheres de sopa	3 xícaras/750mL	4 xícaras/1L	6 xícaras/1,5L

*Em todo o livro, a xícara mencionada é a xícara americana, ou seja, com 250mL. (*N. da T.*)

Óleos sem sabor

Para que a opção comestível do óleo funcione, é preciso que ele tenha pouco ou nenhum sabor. Quando comecei a usar o óleo, utilizei durante dois anos o azeite de oliva extra light (talvez esteja escrito no rótulo *sabor extra light*). O azeite extra light (AOEL) possui a mesma quantidade de calorias por grama que o azeite extravirgem. O termo *light* faz referência ao sabor e à aparência. O AOEL não tem sabor e é mais transparente do que o azeite extravirgem, que é esverdeado. Se o óleo tiver um sabor forte, este se associará a calorias, o óleo começará a aumentar o ponto de referência, e o efeito redutor do apetite se perderá. Uma pessoa que fazia a Dieta Shangri-lá escreveu o seguinte: "Eu engolia uma colher de sopa de óleo e podia quase sentir uma coisa primitiva dizendo ah, quero mais.[5] De modo que, embora o sabor fosse leve, talvez o corpo finalmente tivesse deduzido que se tratava de uma rica fonte de alimento." Se você começar a gostar do sabor do óleo, algo está errado. Troque de óleo.

TABELA 4
ÓLEOS SEM SABOR

TIPO	OUTROS BENEFÍCIOS
Canola	Boa fonte de ácidos graxos ômega-3
Cártamo	Rico em gorduras poliinsaturadas
Azeite de oliva extra light	Parte da dieta do Mediterrâneo

Um benefício inesperado, segundo a maioria das pessoas, é que o AOEL deixou a pele mais suave.[8] Outra pessoa afirmou que o óleo de canola também tinha esse efeito. O mesmo provavelmente pode acontecer com outros óleos.

Se o AOEL ou qualquer outro óleo não inibir seu apetite em poucos dias, não desista. Você talvez não o esteja digerindo adequadamente. Às vezes, são necessários vários dias de exposição para que seu aparelho digestivo fabrique a quantidade suficiente de enzimas que você precisa para digerir um alimento desconhecido.

Repugnologia: o Problema Com o Óleo

Visitei dois anos atrás Xiaochi jie (Snack Street) em Pequim, China. A rua era ladeada por estandes que vendiam comidas exóticas: gafanhotos, abelhas, larvas do bicho-da-seda, estrelas-do-mar, testículos de bode e pardais, entre outras coisas. Minha reação, infelizmente, foi a seguinte: *De jeito nenhum!* Eu me considero uma pessoa audaciosa no que diz respeito a experimentar novas iguarias, mas nem cheguei perto de nada daquilo. O fato de eu ter tido uma aversão tão forte a coisas sobre as quais nada sabia foi singular. Não tenho uma forte aversão a livros que não li, a filmes que não vi ou a músicas que não ouvi; apenas a certos alimentos que nunca provei.

Bilhões de pessoas bebem água açucarada diariamente. Poucas pessoas tomam óleos comestíveis regularmente. Considero fácil engolir uma colher de sopa de cada vez de AOEL, de óleo de canola, e de muitos outros óleos, como o de cártamo. Fiquei apreensivo na primeira vez que ingeri AOEL, mas depois foi fácil. Agora a experiência é neutra: nem agradável, nem desagradável. Algumas pessoas, contudo, consideram repugnante a idéia de beber óleo, uma reação semelhante à que eu tive diante da idéia de comer abelhas.

Para saber mais sobre essa reação, conversei com Paul Rozin, professor de psicologia na University of Pennsylvania, que estudou a repugnância durante mais de 20 anos.[6] Uma das conclusões a que chegou é que geralmente adquirimos a repugnância com os outros. Ela transmite valores culturais. "Nossos entrevistados nos disseram que os racistas, os molestadores de crianças, os hipócritas, republicanos e liberais são repugnantes", escreveu ele.[7] No caso dos óleos, "sempre fiquei confuso com o fato de as pessoas nunca tomarem óleos", disse ele, "especialmente aqueles de sabor agradável como o de gergelim e o azeite de oliva. Creio que isso poderia facilmente ser diferente". Rozin acrescentou: "Duvido que as crianças tenham aversão a tomar óleo, pois gostam de coisas gordurosas." Algumas pessoas me contaram que, quando eram crianças, as mães lhes davam óleo de castor. Hoje, quando elas tomam azeite para perder peso, consideram-no confortante. Este fato sugere que as antigas experiências são importantes; é possível que, quando eu era criança, gafanhotos, abelhas e coisas do gênero tenham recebido na minha mente o rótulo de *não comestíveis.*

Se a repugnância é adquirida, ela pode ser desaprendida. Se a Dieta Shangri-lá tornar-se popular, e muitas pessoas tomarem AOEL regularmente, a idéia de que beber óleo é repugnante talvez seja substituída pela noção de que é saudável. Rozin também salientou que as pessoas são bastante ineficazes em predizer como reagirão a um fato depois de repetidas exposições.[9] E que elas mal entendem o quanto vão se acostumar a esse fato. No caso dos óleos, isso significa que o que consideramos repugnante agora se tornará aceitável mais rápido do que provavelmente imaginamos. A experiência de uma mulher que fazia a dieta confirma o que estou dizendo. "Quando comecei [a beber azeite de oliva]", declarou ela,[10] foi realmente repugnante. Agora é aceitável. É desagradável, mas não é nenhum bicho-de-sete-cabeças. Bem menos repugnante. Agora que já sei o que esperar, não é tão ruim quanto imaginei que seria." Ela segura a colher de sopa bem perto, toma rapidamente o óleo e, em seguida, bebe um grande gole de água para eliminar da boca a sensação do óleo.

Açúcar ou óleo?

Ambos funcionam. Muitas pessoas têm uma forte preferência por um ou por outro. As pessoas diabéticas, por exemplo, obviamente vão preferir o óleo. Aquelas que fazem uma dieta pobre em carboidratos darão preferência ao óleo. As que fazem uma dieta pobre em gordura vão preferir a água açucarada. De qualquer modo, escolha o que funcionar melhor para você.

Cerca de metade das pessoas que faz a Dieta Shangri-lá, que eu encontro, prefere a água açucarada, a outra metade prefere o óleo. Dou preferência ao óleo. Em casa, ele é muito mais rápido e mais fácil de tomar do que a água açucarada, que precisa ser mexida e bebericada. Fora de casa, contudo, é muito mais fácil tomar água açucarada do que óleo. Em uma lanchonete, tomar água açucarada é conveniente, saboroso, agradavelmente quente num dia frio, e uma boa desculpa para fazer uma pausa nas atividades cotidianas. Acredito que pequenas quantidades diárias de água açucarada, consumida lentamente, encerre pouco ou nenhum risco para saúde, mas que grandes quantidades diárias, ingeridas rapidamente, podem ser prejudiciais em razão da elevação da taxa de açúcar no sangue que elas repetidamente acarretam.

A Diferença Que Faz o Sabor

A água açucarada sem adição de sabor e os refrigerantes comerciais, como a Coca-Cola e a Pepsi-Cola, diferem apenas por uma pequena quantidade de ingredientes, no sentido de que os flavorizantes na Coca ou na Pepsi representam uma minúscula fração do seu peso (0,001%?). No entanto, esta diminuta diferença nos ingredientes exerce um enorme efeito no modo de reagirmos a eles. A diferença enfatizada neste livro é que você pode beber água açucarada sem adição de sabor para perder peso; é claro que você não pode tomar Coca ou Pepsi para isso. Outra diferença interessante é que, ao contrário dos refrigerantes comerciais, a água açucarada sem adição de sabor não vicia.

O Dr. William Jacobs é professor de psiquiatria no College of Medicine da University of Florida e sua especialidade é a medicina ligada à dependência, e foi diretor do departamento de Overating and Eating Disorders Clinic.[11] Ele nunca viu ninguém viciado em água açucarada sem adição de sabor, mas *já viu* centenas de pessoas viciadas em refrigerantes comerciais como Coca-Cola e Pepsi-Cola. Jacobs afirmou que uma pessoa viciada em refrigerantes toma de dois a três litros por dia. Acredito que as pessoas se viciam em Coca, Pepsi e outros refrigerantes porque eles produzem uma associação sabor-caloria muito forte. Um alimento deste tipo possui um sabor muito agradável — por isso, provoca a dependência. Como estes alimentos elevam muito o ponto de referência, os viciados acabam numa clínica de obesidade. A água açucarada sem adição de sabor não possui uma associação sabor-caloria. A qualidade doce torna a água agradável, mas as pessoas não se viciam porque não há sabor, e sem sabor não há uma associação sabor-caloria muito forte.

Todas as plantas contêm açúcar. Elas o utilizam para transportar energia, exatamente como faz o corpo humano. As frutas contêm bastante açúcar — uma banana contém o equivalente a duas colheres de sopa de frutose. No entanto, ao contrário do açúcar na maioria das frutas, o da água açucarada é digerido rapidamente e pode causar uma rápida elevação na taxa de açúcar no sangue. É apenas este aumento na taxa de açúcar no sangue que é "anormal" e possivelmente prejudicial. Se você beber lentamente a água açucarada, este aumento não terá lugar.

Resultados do Nurses' Health Study, que acompanhou a saúde de mais de 100 mil mulheres durante quase 30 anos, indicam que existem realmente motivos para que nos preocupemos com os aumentos vigorosos da taxa de açúcar no sangue que têm lugar dia após dia durante anos. Pesquisadores descobriram que as mulheres que bebiam pelo menos uma bebida adoçada com açúcar por dia apresentavam um risco 40% mais elevado de contrair a diabetes Tipo 2 do que as mulheres que tomavam menos que uma por mês.[12] O risco foi corrigido em função do peso, o que quer dizer que o aumento do risco não era causado por uma diferença de peso entre os dois grupos de mulheres. Estes resultados são mais um indício de que a água açucarada deve ser consumida lentamente, durante cerca de trinta minutos cada vez que for ingerida.

O açúcar não deve ser demonizado, mas sem dúvida a água açucarada contém calorias vazias, diferentemente do azeite de oliva, do óleo de cártamo e do óleo de canola. Várias pesquisas confirmaram os benefícios do consumo de gorduras mono- ou poliinsaturadas, as chamadas boas gorduras. O azeite de oliva, o óleo de canola e o óleo de cártamo são fontes de boas gorduras. O guia de nutrição *Coma, beba e seja saudável*, de Walter C. Willett, contém uma excelente discussão sobre os benefícios desses óleos.[13] "Comer uma quantidade maior de boas gorduras e ficar longe das más só perde, no que diz respeito ao controle de peso, para a lista de estratégias nutricionais saudáveis", escreve Willett. Ele é um dos líderes do Nurses' Health Study, e baseia suas recomendações nos anos que passou analisando dados da pesquisa.

Uma famosa experiência clínica chamada Lyon Diet Heart Study, que teve início em 1988 e durou cinco anos, mediu o efeito de duas dietas diferentes em pessoas que já haviam sofrido um ataque do coração.[14] Metade dos voluntários recebeu instruções para seguir uma dieta pobre em gorduras recomendada pela American Heart Association; a outra metade recebeu instruções para seguir uma dieta mediterrânea que incluía bastante azeite de oliva e óleo de canola. O grupo que seguiu a alimentação mediterrânea apresentou a metade do número de mortes — de todos os tipos de causa — sofrida pelo grupo que seguiu a dieta pobre em gorduras — uma enorme diferença. As mortes causadas por ataques do coração diminuíram em dois terços no grupo que fez a dieta do Mediterrâneo. A redução dos ataques do coração tornou-se visível meses depois do início da dieta. A ingestão do azeite de oliva provavelmente encerra mais benefícios do que apenas a perda de peso.

Que quantidade tomar?

Pessoas que seguiram a Dieta Shangri-lá obtiveram excelentes resultados quando o total de água açucarada e/ou de óleo não excedeu 400cal/dia. Até mesmo as pessoas que consumiram muito menos — apenas 200cal/dia — perceberam os resultados.

Independentemente da quantidade que você escolher — 100, 200 ou 400cal/dia —, você deve perder peso gradualmente, levando em conta possíveis patamares de vez em quando, durante vários meses. Com o tempo, você deixará de perder peso e poderá recuperar uma parte do que perdeu. Isto é normal. *Não significa que a água açucarada e/ou o óleo pararam de funcionar.* Chamo isso de *extrapolação*: seu peso desce abaixo do nível que você será capaz de sustentar com a quantidade de açúcar e/ou óleo que está tomando.

Ingerir muito mais do que 400cal/dia de água açucarada e/ou de óleo durante um longo período (meses) significa aventurar-se em território desconhecido. Consumir uma grande quantidade de um desses alimentos, ou os dois, é normalmente uma má idéia no que diz respeito à nutrição em geral. Em vez de ingerir mais de 400cal/dia de água açucarada e/ou óleo, sugiro que você suplemente a alimentação com um ou mais métodos de perda de peso descritos no Capítulo 6, "Crédito opcional: seis métodos alternativos para perder peso".

A Regra de Uma Hora

A segunda regra é tomar a água açucarada ou o óleo pelo menos uma hora antes ou uma hora depois das refeições. Se você ingerir a água açucarada ou o óleo em uma refeição, vai simplesmente atuar como calorias adicionais, intensificando a associação sabor-caloria do que você estiver comendo, o que é o oposto do que você deseja.

Muitas experiências com ratos constataram que adicionar água açucarada à alimentação deles causou o aumento de peso. Acredito que isto aconteceu porque a água açucarada foi oferecida com a comida. Isto também pode acontecer se o óleo for ingerido com a comida. Conversei com uma mulher que perdeu peso enquanto tomava cápsulas gelatinosas de óleo de peixe entre as refeições (por razões de saúde — ela estava fazendo a Dieta Shangri-lá por acaso), mas ganhou peso quando começou a tomar as cápsulas às refeições.

A que distância das refeições o açúcar ou o óleo deve ser ingerido? Escolhi o valor de uma hora — em outras palavras, o açúcar ou o óleo deve ser tomado pelo menos uma hora antes ou depois das refeições — baseado em dois conjuntos de experiências com ratos. Um dos conjuntos descobriu que uma associação sabor-caloria era adquirida mesmo quando havia um intervalo de trinta minutos entre a ingestão da fonte de sabor e a ingestão da fonte de calorias.[15] O outro conjunto constatou que uma hora de intervalo entre a fonte de sabor e a fonte de calorias era suficiente para impedir a formação de uma associação sabor-caloria.[16]

Os resultados tendem a ser melhores quando as pessoas tomam a água açucarada ou o óleo uma hora depois das refeições do que uma hora antes. Depois de ingerir o açúcar ou óleo, você precisa esperar uma hora antes de comer qualquer coisa (água não conta). Isto fica mais fácil depois da refeição, quando você está satisfeito, do que antes, quando você provavelmente está com fome.

Se você tiver dificuldade para se lembrar de tomar o açúcar ou o óleo, talvez seja útil vincular essa ação a algo que você já faça, algo que já seja parte do seu cotidiano. Conheço uma pessoa que toma a água açucarada logo que acorda pela manhã e à noite, antes de se deitar. Você pode associá-la à hora que leva o cachorro para passear, que sai para o trabalho, ao intervalo no trabalho na metade da manhã, ou à hora que chega em casa depois do trabalho.

Não espere sentir fome. Uma pessoa que usa água açucarada experimentou dois modos de tomá-la: primeiro, esperou até ficar com fome para bebê-la, depois passou a bebê-la uma hora após o café-da-manhã e uma hora após o almoço. A segunda opção funcionou muito melhor.

Outra pessoa teve uma experiência semelhante. Deu mais certo beber a água açucarada em intervalos regulares do que esperar até estar com fome para tomá-la.

Comida de verdade

Além da água açucarada e/ou do óleo, você pode comer o que quiser. No entanto, uma alimentação não-saudável é sempre uma alimentação não-saudável. Enquanto você estiver perdendo peso, você estará comendo porções relativamente pequenas de "comida de verdade", ou seja, refeições e lanches, porque você simplesmente não terá fome suficiente para ingerir grandes porções. Torne essas pequenas quantidades o mais nutritivas e saudáveis possíveis. Talvez seja interessante tomar um suplemento multivitamínico para garantir que estará ingerindo quantidades adequadas dos nutrientes essenciais.

Este tom reprovador não faz justiça a como as pessoas realmente se sentem em relação à comida enquanto fazem a Dieta Shangri-lá. "Comi *pesto* ontem[17] (feito em casa) com bastante azeite de oliva e nozes... O pesto jamais teria sido permitido em um programa convencional. Hurra!" (Cozinhar em casa é sempre uma boa idéia. Ver Método 2 no Capítulo 6, "Crédito opcional: seis métodos alternativos para perder peso".)

Quando estamos perdendo peso, é claro que estamos comendo menos do que de costume porque sentimos muito menos fome. Minha solução foi fazer apenas uma refeição normal por dia. Às vezes no almoço, às vezes no jantar, dependendo da pessoa com quem eu estivesse comendo. Algumas pessoas que fizeram a dieta adotaram esta abordagem, mas a maioria delas continuou a fazer três refeições por dia.

A Dieta Shangri-lá funciona por si só, mas se você já estiver em outro programa de dieta sinta-se à vontade para continuá-lo. A Dieta Shangri-lá poderá ajudá-lo a ater-se a ele.

O que esperar

Quase todas as pessoas que experimentam a Dieta Shangri-lá notam mudanças em poucos dias, outras quase sempre em uma semana. Baseado nos inúmeros comentários enviados aos blogs, nos e-mails e nos telefonemas que recebi de pessoas felizes que estavam fazendo a dieta, entre as primeiras mudanças estão:

- *Redução do apetite.* "Estou fazendo a dieta há dois dias e estou sentindo menos fome do que habitualmente." Poucos dias depois: "Ela me fez sentir completamente saciado. Inacreditável."[18]

- *Ficar satisfeito mais rapidamente.* Às refeições, você vai parar de comer bem antes do que imagina. "Esta é primeira vez na vida que deixei comida no prato",[19] "Sou capaz de me sentir satisfeito depois de comer cerca de metade do que eu comia normalmente",[20] e "Eu era um cara que sempre comia três fatias de pizza; agora, fico satisfeito com uma",[21] são comentários típicos. Comer a quantidade que você costumava comer antes, vai se tornar desagradável. "Fui a um bufê com amigos na semana passada e comi mais do que pretendia... Eu me senti realmente cheio depois",[22] escreveu uma pessoa que faz a Dieta Shangri-lá.

- *Pensar menos em comida.* Uma das minhas alunas experimentou a dieta não porque quisesse emagrecer, mas porque queria pensar menos em comida. Ela avaliou cuidadosamente a freqüência com que pensava em comida antes e durante a dieta. Ela declarou estar cética no início, mas que funcionou.

- *Menos anseios incontroláveis.* Uma mulher me contou que durante muitos anos comia incontrolavelmente à noite. "Eu acordava morrendo de vontade de comer alguma coisa, voltava a dormir, acordava de novo com vontade de comer, e assim por diante. Eu chegava a me levantar três vezes para beliscar durante o período de sono", disse ela. "Nunca dormi uma noite inteira, nunca."[23] Na primeira noite depois de ter começado a Dieta Shangri-lá, este processo foi interrompido. "Tenho dormido bem como não dormia há séculos",[24] declarou.

- *Melhores escolhas alimentares.* A Dieta Shangri-lá é como a direção hidráulica: ajuda-o a fazer o que você quer. Uma pessoa que faz a dieta colocou as coisas da seguinte maneira: "[Antes da dieta] eu dizia que não ia comer uma coisa doce e depois não conseguia resistir e me sentia mal comigo...[25] Agora como uma maçã e fico satisfeito... Estou no controle da situação e tomo as decisões corretas, em vez de deixar que a comida me controle." Outra pessoa disse: "É verdade que 400 ou 500cal de óleo/açúcar consistem em calorias vazias, mas substituíram facilmente cerca de 1000cal de *junk food*, como refrigerantes, biscoitos, doces, chocolate, batata frita...[26] Antes, eu não conseguia resistir a este tipo de comida."

Você encontrará mais exemplos dessas mudanças no Interlúdio "Em Shangri-lá".

Pouco depois de sua fome diminuir, você começará a perder peso. A maioria das pessoas começa a perder peso na primeira semana. As pessoas freqüentemente perdem peso rapidamente no início (cerca de 1kg por semana durante uma semana ou mais), mas depois a perda de peso diminui.

Em uma de minhas experiências, um rapaz voluntário só começou a perder peso depois de sete semanas. Quando a parte da experiência relacionada com a dieta teve início, ele estava ganhando peso lentamente, de modo que demorou mais a começar a perder peso do que se seu peso estivesse constante no início da experiência. Um amigo meu que estava fazendo a dieta interpretou a regra "você pode comer qualquer coisa" como se pudesse ingerir alimentos que engordavam — sorvete, por exemplo —, que ele antes evitava. Começou a ingerir uma quantidade muito maior desses alimentos ao mesmo tempo que começou a dieta. Ele não engordou, como teria acontecido antes da dieta, mas tampouco perdeu peso. O problema foi que a quantidade de açúcar e óleo que ele estava tomando não era grande o suficiente para sobrepujar o aumento da ingestão dos alimentos que engordavam.

Ajuste a quantidade de água açucarada e/ou de óleo para não perder mais de 1kg por semana. Se você estiver perdendo peso rápido demais, reduza o total de calorias que está recebendo da água açucarada e do óleo até a perda de peso diminuir.

De vez em quando, a perda de peso poderá ser interrompida durante mais ou menos uma semana; este fato é misterioso, porém comum. Se você *continuar* com pouco apetite, significa que você provavelmente voltará a perder peso depois. Prossiga simplesmente com a mesma dose de água açucarada e óleo que vinha tomando.

Se a perda de peso parar e seu apetite *voltar*, e você quiser perder mais peso, experimente um dos seguintes procedimentos, ou ambos:

- Aumente em 100cal/dia a dose de água açucarada e/ou de óleo (mas não ultrapasse o total de 400 calorias diárias).
- Use os métodos que descrevo no Capítulo 6, "Crédito opcional: seis métodos alternativos para perder peso".

Quase todo mundo que faz a dieta descobre que precisa ajustar a dosagem (às vezes para cima, às vezes para baixo) para chegar ao peso desejado e permanecer nele.

Lembre-se de que: *se você parar de tomar o açúcar e/ou o óleo, lentamente recuperará o peso perdido.* No entanto, quando você atingir sua meta de peso, poderá deixar de tomá-los de vez em quando. Se perceber que está recuperando o peso, simplesmente aumente a dose nos dias que tomar o açúcar e/ou óleo.

Possíveis problemas

Como a Dieta Shangri-lá envolve alimentos muito comuns, ela é quase sempre bem tolerada. No entanto, há uma importante exceção: pessoas que têm cálculos biliares ou cuja vesícula biliar foi removida são aconselhadas a evitar alimentos gordurosos. Se você tiver problemas na vesícula biliar ou não tiver mais uma, tenha cuidado com o óleo. Comece com quantidades bem pequenas (uma colher de chá por dia) e vá aumentando, aos poucos. Reduza a dose ou pare completamente, se tiver problemas digestivos. Ou então tome água açucarada.

Outros problemas secundários às vezes ocorrem:

- *Dificuldade de ingerir o óleo.* Tomar o óleo bem aos poucos no início pode ajudar. Não há necessidade de tomar o óleo todo de uma vez. Beber água depois também pode ser útil.

- *Dor de cabeça.* É uma sensação comum, provavelmente causada pela repentina redução do consumo de açúcar ou cafeína nas refeições e nos lanches – por exemplo, menos chocolate, menos refrigerantes, menos *junk food.* As dores de cabeça geralmente desaparecem depois de alguns dias ou uma semana.

- *Muito pouco sabor.* Você poderá se ver ansiando por sabor – não por calorias, apenas por sabor. "Ainda sinto muito tédio e nervosismo na boca[27], e tenho vontade de colocar alguma coisa nela", escreveu uma pessoa que estava fazendo a dieta. Como mencionei no Capítulo 2, "O caso do apetite desaparecido", lidei com este problema bebendo chá, mastigando chiclete e comendo amostras no supermercado.

- *Dor de estômago.* Algumas pessoas afirmaram que a frutose lhes causava dor de estômago. Se isto acontecer, substitua-a pelo açúcar.

- *Diarréia.* O excesso de frutose de uma só vez pode causar diarréia. Tome-a lentamente.

- *Mais fome do que de costume.* Algumas pessoas relataram que a água açucarada as deixava muito famintas ("Meia hora depois, eu sentia um apetite voraz").[28] Se isto acontecer, substitua o açúcar por óleo. Esta reação pode refletir um problema relacionado com a maneira de você metabolizar o açúcar, e é um assunto que você deve discutir com seu médico.

Professor e aluna

Tom Rogers, meu cunhado, leciona jornalismo na San Jose State University. Ele ouviu falar nos efeitos do AOEL sobre a perda de peso no nosso jantar do Dia de Ação de Graças em 2004. Na época, ele pesava cerca de 81kg e queria pesar em torno de 72kg. (Ele tem 1,78m de altura.) Tom começou tomando uma colher de sopa de AOEL por dia. No Natal, ele me ouviu dizer qualquer coisa sobre duas colheres de sopa por dia, de modo que aumentou a dose para esta quantidade. Ele tomava tudo pela manhã, e perdeu peso lentamente. Tom constatou que não sentia mais necessidade de comer entre as refeições, ou então, quando realmente achava que queria comer alguma coisa, comia algumas amêndoas e se sentia bem. Antes, ele teria ido até a cozinha e se servido de muito mais do que algumas amêndoas. Tom também percebeu que estava ingerindo porções menores nas refeições, talvez 30% menores. Seu peso diminuiu para 77kg em março, e Tom decidiu aumentar a dose de azeite de oliva para três colheres de sopa por dia para atingir o peso de 75kg, o que conseguiu em junho de 2005, e vem mantendo este peso há sete meses. Ele alterna entre tomar e não tomar o azeite de oliva; se percebe que está ganhando peso, começa a tomá-lo novamente. A melhor coisa da dieta, diz ele, é que "você sabe que não vai ser subjugado à fome, de modo que é muito fácil limitar a ingestão de comida. Você não luta com a fome como normalmente faz numa dieta".

Devon tem 20 anos e é aluna de uma faculdade de ciências humanas. Leu a respeito da Dieta Shangri-lá no *The New York Times.* Tem 1,65m de altura, e quando começou a fazer a dieta pesava cerca de 108kg. Vinha ganhando peso todos os anos e não parecia haver nada que pudesse fazer. Durante dois meses, passou a tomar uma colher de sopa de AOEL duas vezes por dia (duas colheres de sopa por dia), uma pela manhã e outra à tarde, mais uma colher de sopa de açúcar dissolvida em um litro de água três vezes ao dia (três colheres de sopa por dia).

Devon perdeu até agora quase 6kg, e sua alimentação tornou-se muito mais saudável. "Esta noite fui à lanchonete do campus", disse-me ela, "vi um pacote de minicenouras e pensei: *parecem saborosas*, e o comprei. Isto é novidade para mim". De uma maneira engraçada, a dieta deu a Devon permissão para comer alimentos saudáveis. Quando tem vontade de comer algo doce, ela diz: "Eu sei que essa dieta não tem nenhuma restrição, então digo a mim mesma para comer uma fruta, e depois se eu ainda quiser comer a coisa doce, eu como." Durante as refeições, Devon fica satisfeita mais rapidamente do que antes. Ainda gosta de doces, mas não é mais "viciada". Sente que controla muito mais o que come. No início, seus amigos achavam que a dieta era louca. "Eles estão começando a achar que ela é bem menos louca", comentou Devon, "porque notaram que eu estou comendo de uma maneira muito diferente".

O modo de Devon ver a si mesma também mudou. "Já não sou tão dura comigo quando como coisas doces. Por ter comido de uma forma tão saudável durante o dia, quando como algo doce, é porque eu mereço." Devon está caminhando mais pelo campus. Usa a escada, em vez do elevador. "Vejo como as pessoas que têm um bom condicionamento físico sobem a escada sem ficar sem fôlego. É assim que eu quero ser."

5

PERGUNTAS HABITUAIS

AMIGOS, alunos, blogueiros da Dieta Shangri-lá e outros me fizeram perguntas sobre a dieta. Apresento a seguir respostas às perguntas mais comuns.

Técnica

[P] *O azeite de oliva com sabor extra light é a mesma coisa que azeite de oliva extra light?*
[R] É. O azeite de oliva extra light (também conhecido como azeite de oliva com sabor extra light) é quase incolor. O azeite de oliva extravirgem é esverdeado, e como tem sabor, não dará certo.

[P] *A que temperatura a água açucarada deve estar?*
[R] Não importa. Quando estou com frio, acho fácil beber a água açucarada quente. Quando estou com calor (depois de me exercitar, por exemplo), é fácil beber a água açucarada fria. Ela também pode ser tomada na temperatura ambiente. A água quente faz o açúcar se dissolver mais rápido, e possui o benefício adicional de obrigá-lo a bebê-la

devagar, o que ajuda a evitar o aumento repentino da taxa de açúcar no sangue.

[P] *Uma colher de sopa de açúcar corresponde a quantos cubos?*
[R] Os cubos de açúcar são comercializados pelo menos em dois tamanhos nos Estados Unidos. No caso dos menores, cerca de quatro cubos equivalem a uma colher de sopa; no caso dos de tamanho maior, cerca de três cubos equivalem a uma colher de sopa. De acordo com minha limitada experiência, as lanchonetes geralmente usam o tamanho menor, e os supermercados normalmente vendem o tamanho maior.

[P] *Posso tomar o óleo ou a água açucarada na hora de dormir?*
[R] Pode. Como você não deve comer durante uma hora depois de tomá-los, a hora de dormir é um bom momento.

[P] *Depois de tomar o óleo ou a água açucarada, sei que tenho de esperar uma hora antes de comer, mas também preciso esperar uma hora para tomar café, chá ou um refrigerante dietético?*
[R] Precisa, pelo menos no começo. Depois que estiver claro que a dieta está dando certo, você poderá experimentar relaxar um pouco essa regra (esperando, digamos, apenas meia hora). Se a dieta parar de funcionar, você terá relaxado excessivamente. Quanto mais rigidamente você seguir as regras, melhor a dieta funcionará.

[P] *Acabo de escovar os dentes com creme dental sabor menta. Devo esperar uma hora para tomar a água açucarada ou o óleo?*
[R] Deve. A finalidade da Regra de Uma Hora é evitar que a associação sabor-caloria se forme, e creme dental sabor menta tem sabor. Uma vez mais, depois que estiver claro que a dieta está funcionando, você poderá experimentar relaxar um pouco esta regra. Se a dieta parar de funcionar, você terá relaxado excessivamente.

[P] *Quando tomo a água açucarada ou o azeite de oliva, posso comer outra coisa?*
[R] Não. Você deve esperar pelo menos uma hora para ingerir qualquer alimento.

[P] *Posso pular um dia?*
[R] Pode. Pular um dia em várias semanas não fará uma grande diferença.

[P] *Com que freqüência devo me pesar?*
[R] Isso não importa. Os verdadeiros indícios de que a dieta está funcionando serão o fato de você sentir menos fome do que habitualmente, beliscar menos e pensar com menos freqüência em comida.

[P] *É preciso fazer exercício?*
[R] Bem, não comece a se exercitar menos do que de costume. Simplesmente continue com sua rotina de exercícios. Se quiser, você poderá se exercitar mais do que habitualmente, o que o ajudará a perder peso (e também encerra outros benefícios), mas não é necessário para o sucesso desta dieta.

[P] *Ainda posso freqüentar o Vigilantes do Peso?*
[R] Pode. Uma de minhas alunas desejava participar de um programa em grupo e experimentou o Vigilantes do Peso. Seu plano no programa atribuía pontos a cada alimento e lhe permitia comer um certo número de pontos por dia. Após algumas semanas, ela estava achando difícil permanecer dentro da pontuação permitida. Descobriu que apenas duas colheres de açúcar na água por dia faziam com que ela tivesse muito mais facilidade de ater-se ao plano. As amigas com quem começou no Vigilantes do Peso desistiram do programa, mas ela continuou, e no final do programa ainda estava perdendo peso.

[P] *Posso continuar a fazer a Dieta de South Beach?*

[R] Pode. Originalmente, eu pretendia incluir um capítulo sobre as boas características de outras dietas populares, inclusive da de South Beach. As três principais características positivas dessa dieta são as seguintes:

- Você come alimentos diferentes, com sabores não-familiares ainda não associados a calorias. (No entanto, à medida que os novos alimentos se tornam familiares, a dieta fica menos eficaz.)
- Você come menos alimentos em série, aqueles que têm sempre o mesmo sabor, porque cozinha mais, e grande parte da comida em série que você está habituado a comer é proibida (*junk food,* por exemplo).
- Você pára de comer alimentos com um elevado índice glicêmico, como pão branco e batata.

Essas três mudanças diminuem o ponto de referência. O próximo capítulo, "Crédito opcional: seis métodos alternativos para perder peso", discute detalhadamente cada uma delas.

[P] *Você está dizendo que terei de tomar água açucarada ou azeite de oliva todos os dias até o fim da vida?*

[R] Não. Depois que atingir sua meta de peso, você talvez possa reduzir a quantidade de água açucarada ou óleo que consome. Uma das maneiras de diminuir a dose é pular dias, como Sarah fez (ver Figura 4). No entanto, você precisa continuar a tomar a água açucarada ou o óleo por, pelo menos, parte do tempo, como faz Tom Rogers (Interlúdio "Professor e aluna"), do contrário vai recuperar lentamente o peso que perdeu.

Substituições

[P] *Posso usar um adoçante não-calórico ou de baixa caloria (como aspartame ou stevia), em vez de açúcar?*

[R] Não. A água açucarada e o óleo o fazem perder peso porque fornecem calorias sem elevar seu ponto de referência. A água adoçada com um adoçante sem calorias não produz este resultado, e a água adoçada com um adoçante de baixa caloria praticamente também não, e, em decorrência disso, não é eficaz.

[P] *Posso usar mel, em vez de açúcar?*

[R] Algumas pessoas que fazem a Dieta Shangri-lá experimentaram usar mel em vez de açúcar, e os resultados variaram. Funciona para algumas mas não para outras. Se o sabor do mel for novo para você, a dieta deverá funcionar até que o sabor se associe a calorias. Se o sabor for suave, isto talvez leve algum tempo para acontecer. Mesmo então, a associação final sabor-caloria talvez seja fraca porque a frutose, o principal açúcar presente no mel, é digerida lentamente. Se você quiser experimentar o mel, sugiro que comece com o açúcar comum. Depois que a dieta estiver funcionando com água açucarada comum, troque o açúcar por mel e verifique se ela continua a dar certo. Para reduzir o sabor, você deve diluir bastante o mel: use pelo menos duas xícaras de água para cada colher de sopa de mel. O fato de você começar a achar que a água com mel é saborosa é um mau sinal, porque significa que o corpo aprendeu a associar o sabor do mel a calorias, o que elevará seu ponto de referência.

[P] *Posso tomar cápsulas gelatinosas de azeite de oliva?*

[R] Você pode usá-las, mas não é fácil. Uma cápsula gelatinosa grande contém 1g de azeite de oliva, o que equivale a apenas 9 calorias. Para obter 300cal/dia, você terá de engolir 33 cápsulas por dia.

[P] *Posso tomar óleo de linhaça, em vez de óleo de canola, cártamo ou azeite de oliva?*
[R] Talvez. Experimentei duas marcas diferentes de óleo de linhaça. Ambas funcionaram, até onde posso dizer. Mas o óleo de linhaça me parece mais saboroso do que o AOEL, o óleo de canola e o óleo de cártamo. É possível que o sabor acabe se associando a calorias. Outra desvantagem do óleo de linhaça é ser muito mais caro do que os outros óleos, já que custa cerca de 40 centavos de dólar por cada 100 calorias.

Por que funciona

[P] *Por que o corpo não aprende a associar a doçura do açúcar às calorias?*
[R] Não sei. Talvez porque a qualidade doce desempenhe na alimentação um papel diferente dos outros sabores. O paladar doce possui uma característica curiosa: os alimentos doces têm um sabor *pior* quando estamos com fome do que quando não estamos.[1] Todas as plantas contêm açúcar; é possível que apreciemos o que é doce para comer mais plantas. Ou talvez não associemos o paladar doce às calorias porque ele é tão comum que passamos a não prestar atenção nele, assim como deixamos de notar um barulho persistente.

[P] *A Dieta Shangri-lá funciona diminuindo o apetite ou ativando o metabolismo?*
[R] Resposta breve: diminuindo o apetite. O metabolismo fica mais lento à medida que você perde peso. Resposta longa: Nenhuma das duas coisas. A dieta funciona reduzindo seu ponto de referência. Leva em geral um mês ou mais para que seu peso decrescente se aproxime do seu ponto de referência que está diminuindo. Quando isto acontecer, seu apetite voltará. Mas, mesmo assim, a dieta continuará a funcionar porque seu ponto de referência ainda estará muito mais baixo do que quando você começou.

Preocupações com a saúde

[P] *A água açucarada pode causar cáries?*

[R] Conversei com Norman Temple, professor de nutrição na Athabasca University,[2] em Athabasca, Canadá, e co-editor de *Beverages in Nutrition and Health* (2002). Ele disse que embora os alimentos que contêm açúcar causem cáries, o problema está relacionado com os alimentos pegajosos e não com a água açucarada. "A água açucarada não permanece tempo suficiente na boca, não gruda nos dentes como bala ou chocolate. A saliva a dissolve rapidamente. Ela pode ser facilmente diluída e levada embora pela saliva. Por conseguinte, há muito pouco tempo para que o açúcar seja metabolizado pelas bactérias na boca, produza ácido e em seguida comece a corroer o esmalte." Quanto mais diluída estiver a água açucarada (uma maior quantidade de água por colher de sopa de açúcar), menos açúcar estará disponível para as bactérias.

[P] *Tenho um histórico familiar de diabetes. Essa dieta é segura para mim?*

[R] Perguntas desse tipo devem ser respondidas por seu médico, que levará em consideração seu histórico médico. Se você é diabético, deve optar por tomar o óleo, que não afetará a taxa de açúcar no sangue.

Se você está preocupado com a possibilidade de contrair diabetes, lembre-se de que o risco dessa doença aumenta intensamente com o peso. Em uma determinada pesquisa, pessoas com um índice de massa corporal (IMC) acima de 35 apresentaram uma tendência 80 vezes maior de contrair diabetes do que pessoas com um IMC de 22 ou menos.[3] Outra pesquisa constatou que mulheres com um IMC entre 23 e 24 (que nem mesmo pode ser considerado acima do peso) tinham uma tendência 4 vezes maior de contrair diabetes do que mulheres com um IMC menor do que 21.[4] Uma experiência na Finlândia com pessoas à beira de contrair diabetes levou os pesquisadores a concluir que mudanças no estilo de vida que as fizeram perder cerca de 5kg reduziram em 60% as chances de elas se tornarem diabéticas nos quatro anos seguintes.[5] (Muitos *websites*, como nhlbisupport.com/bmi, calculam seu IMC.)

Geral

[P] *E a pessoa que come por razões emocionais?*

[R] É uma pergunta difícil de responder. Pude constatar que esta dieta ajuda as pessoas a controlar os desejos irreprimíveis, a comer menos e a fazer opções alimentares que consideram melhores. Acho que ainda falta definir se a dieta reduz a vontade de comer causada pela frustração e pelo estresse.

[P] *Esta é uma nova dieta da moda?*

[R] Bem, a Dieta Shangri-lá baseia-se muito mais na pesquisa científica (ver o Apêndice, "A ciência por trás da teoria que sustenta a dieta") do que as dietas anteriores. A ciência tem freqüentemente fornecido soluções melhores do que outros métodos de resolução de problemas.

Em Shangri-lá

Mas aqui, em Shangri-lá, tudo era envolvido em uma paz profunda.[1]

— *Horizonte Perdido*

Como está escrito na Introdução, decidi chamar este livro de *A Dieta Shangri-lá*, porque muitas pessoas declararam que a dieta reduziu enormemente seu problema com a comida. Eis alguns exemplos extraídos de conversas, e-mails e comentários no blog:

"Antes de fazer esta dieta, eu me sentia impotente diante da comida.[2] *As dietas não funcionavam. Era apenas um vício: não conseguia parar de comer doces, nem comidas sem valor nutricional. Agora só como quando sinto fome."*

"É maravilhoso sentir que estou no controle da situação.[3] *Antes, meu apetite me dizia o que fazer; depois de comer, eu ficava com raiva e me sentia culpada."*

"Não como mais doces no almoço.[4] *Raramente os como no jantar. Agora olho para alguma coisa e penso: se isso é tudo o que eles têm e não é lá essas coisas, por que devo comer isso?"*

"Simplesmente não tenho mais aquele desejo incontrolável de ir até a geladeira[5] *ou a qualquer outro lugar onde haja comida e começar a comer... Isto não acontece mais [agora que estou tomando a água açucarada]: ela me ajuda a resistir à tentação."*

"O peso que ganhei ao longo dos anos tinha pouco a ver com sentir fome,[6] *e mais [com] a necessidade impulsiva de comer alimentos que engordam como*

pão e manteiga, pratos com molhos cremosos, queijo, sorvete, massas e coisas semelhantes; era mais um vício de comer gorduras e carboidratos. Suas recomendações ajudam a controlar este desejo, ou necessidade percebida, de coisas 'ruins'... No sábado tomei sorvete light, *e fiquei perfeitamente satisfeita com 2 conchas [1 xícara], com 240 calorias."*

"Assisti nesta manhã ao segmento de GMA [Good Morning America]...[7] *Tinha ido para a academia por volta das 6 horas da tarde e jantado por volta das 19h30. Geralmente como mais alguma coisa antes de ir para a cama (pipoca, queijo) e pude sentir o desejo de comer após o jantar começando a se manifestar. Enfrentei a situação com coragem e perseverança, e ingeri uma colher de sopa de óleo [de canola]. Oleoso, porém sem sabor. Sinceramente, meu imenso desejo de comer evaporou-se por completo! E acreditem: isso nunca, nunca mesmo, tinha acontecido antes."*

"A enorme diferença que consigo perceber[8] *[desde que comecei a dieta há uma semana] é que a* junk food *— que costumava cantar diariamente para mim, bem alto e por muito tempo, seu canto de sereia — agora me atrai muito pouco."*

"Gosto de cookies, *e eles estão disponíveis no meu trabalho.*[9] *Este é o meu problema. Nestes dois primeiros dias, quando senti o forte desejo de comer* cookies, *bebi a água — tomei duas colheres de sopa de frutose por dia, em vez de comer uma dúzia de* cookies... *O resultado foi que ingeri muito menos açúcar."*

"Eu costumava beliscar o dia inteiro,[10] *especialmente chocolate. Ele está sempre disponível no escritório. Mas desde que comecei a dieta, parei de comer chocolate... Simplesmente não me ocorre mais dirigir-me impulsivamente ao lugar onde estão os chocolates e pegar alguns, como eu costumava fazer."*

"Meu interesse por chocolate não se extinguiu completamente, mas diminuiu acentuadamente.[11] *Em geral, tenho por perto uma sacola com bombons e outras pequenas coisas de chocolate. Eu costumava comer um saco de 1kg de*

Hershey's Nuggets em duas semanas. Agora levo mais do dobro do tempo para consumi-los."

"A água açucarada parece estar eliminando a maioria dos meus desejos até agora[12] (estou fazendo a dieta há apenas dois dias)."

"Desde que comecei a dieta, o desejo de comer entre as refeições desapareceu,[13] e pela primeira vez na vida consigo olhar para algo — como pipoca, chocolate, batata frita, etc. — e dizer: 'Não estou com fome', e seguir em frente."

"É impressionante quanto meu desejo de beliscar diminuiu.[14] Não estou mais tão interessado nisso."

"Não me dei conta de quanto meu desejo de comer à noite estava me dominando.[15] Agora chego em casa e não tenho vontade de beliscar."

"A melhor parte da dieta é que não tenho mais vontade de beliscar.[16] Eu costumava beliscar o tempo todo em casa enquanto cozinhava."

"Eu cortara o amido da minha alimentação[17] (achava eu) porque simplesmente não conseguia me controlar quando estava perto de pão, cookies, brioches, etc... Agora, de repente, consigo comer uma pequena quantidade dessas coisas sem cair no buraco do coelho como Alice no País das Maravilhas. Aleluia."

"Meu ponto fraco antes do programa eram os carboidratos com pouco valor nutrititivo,[18] como pretzels, pães e coisas semelhantes. Reparei na primeira ou na segunda semana que meu desejo de comer carboidratos havia diminuído significativamente."

"Algumas semanas atrás eu teria ido direto [para o novo Starbucks].[19] Agora estou apenas vagamente interessada em, talvez, ir até lá... É um verdadeiro alívio! Ainda posso comer coisas deliciosas, mas definitivamente não estou mais hipnotizada."

"Quinta-feira vai fazer uma semana que comecei a experimentar a dieta...[20] Ainda como 'comida normal', mas não tenho desejos intensos, e acabo comendo muito menos por causa disso... Não chego em casa faminto nem como demais."

"Comecei [há seis dias]...[21] Fiquei impressionada com a rapidez com que consegui controlar meu apetite. Digo controlar porque ainda como, mas não tenho mais o desejo constante de comer alguma coisa."

"Estou evitando sobremesas e comilança bem mais do que antes.[22] A frutose está eliminando o excesso de fome, o que me permite evitar coisas. Passei oito anos tentando conseguir isto, e agora a frutose deu resultado."

"Estou usando o óleo há uma semana.[23] Ele modificou meu apetite. Eu era uma dessas pessoas que comiam algo salgado e depois precisavam de uma coisa doce, e assim por diante. Era como um ciclo interminável de desejo de comida. Não sinto mais necessidade de beliscar nem encobrir o sabor do lanche anterior."

"Semana passada uma vizinha passou pela minha casa e me deu de presente um pedaço de bolo de chocolate.[24] Ele realmente ficou velho. Eu me esqueci da existência do bolo. Inacreditável... Isso não tem nada a ver com força de vontade. Continuo sem ter força de vontade. Eu simplesmente não tenho vontade de comer essas coisas."

A Dieta Shangri-lá reduziu a fome noturna:

"[Antes desta dieta, eu] me levantava à meia-noite e consumia[25] de 500 a 1000 calorias (às vezes mais)... Não tenho comido nada após o jantar depois que comecei a dieta há seis semanas, simplesmente porque não quero nem sinto vontade."

"Eu adquirira o hábito de comer à noite[26] — mesmo depois de pegar no sono, eu acordava morrendo de vontade de comer alguma coisa, voltava a dormir, acordava de novo com vontade de comer, e assim por diante. Eu chegava a me levantar três vezes para beliscar durante o período de sono... Na última semana, venho tomando uma colher de chá de azeite de oliva extravirgem. Acreditem ou não, tenho dormido como não dormia há muito tempo."*

"Gosto de medir a passagem do tempo contando o tempo que levo para terminar uma caixa de bolinhos de chocolate recheados.[27] Mas eu nem mesmo pensei em comê-los. Normalmente eu os comeria à noite, mas não comi. Eu me esqueci deles."

"A dieta é fácil e funciona. Como o que tenho vontade,[28] mas belisco muito menos, não faço mais banquetes noturnos e não sinto falta de nada disso."

"Durante o dia tudo corre bem — é a noite que tenho o problema de beliscar.[29] Mas a água quente com açúcar parece de fato eliminar minha enorme vontade de comer à noite."

"Não como mais tarde da noite,[30] quando costumava comer um monte de cookies, *creme-crackers ou queijo. Não morro mais de vontade de comer batata frita. Cortei a* junk food.*"*

A Dieta Shangri-lá fez com que as pessoas pensassem menos em comida:

"Já não penso tanto em comida.[31] Um dos problemas que sempre tive foi pensar em comida o tempo todo... O que estava comendo, quando iria comer, onde iria comer, o que iria comer na próxima refeição, etc."

"Estou comendo para viver, em vez de viver para comer."[32]

*Sugiro AOEL, em vez do extravirgem — este pode parar de funcionar com o tempo. (*N. do A.*)

"Estou muito grato por não pensar em comida o tempo todo."[33]

"Tenho conseguido parar de pensar em comida[34] *nos momentos em que preciso trabalhar, limpar a casa e me divertir."*

A dieta tornou mais fácil fazer boas escolhas alimentares:

"Quando decido comer, escolho alimentos que fazem bem.[35] *Não me interesso mais por* junk food.*"*

"Consigo tomar boas decisões sobre quanto preciso comer[36] *para sustentar meu corpo."*

"[Antes da dieta] eu dizia que não ia comer uma coisa doce — mas não conseguia resistir e me sentia mal comigo mesmo[37] *ou não comia e ficava me atormentando. Agora como uma maçã e fico satisfeito... Estou no controle da situação e tomo as decisões corretas, em vez de deixar que a comida me controle."*

Algumas pessoas que fazem a Dieta Shangri-lá dizem que ela as levou a apreciar mais a comida:

"Eu costuma encarar a comida como algo negativo porque estava sempre engordando.[38] *Agora a vejo como realmente é, ou seja, uma coisa positiva."*

"Aprecio mais os doces que como agora — eu os saboreio,[39] *porque não os como o tempo todo. Aprecio a exuberância deles."*

6

CRÉDITO OPCIONAL: SEIS MÉTODOS ALTERNATIVOS PARA PERDER PESO

A ÁGUA AÇUCARADA e/ou o óleo sem sabor entre as refeições deverá fazer com que você perca vários quilos, sem sofrer. Esta dieta talvez possibilite que você perca todo o peso que deseja perder, como aconteceu comigo, com meu cunhado e com outras pessoas.

Mas talvez você tenha vontade de emagrecer mais ainda. Ou de perder peso mais rapidamente. Ou ainda de reduzir a quantidade de água açucarada ou óleo que toma. (Uma pessoa fez o seguinte comentário no blog: "Não tenho certeza se acolho com prazer a idéia de passar a vida inteira tomando água açucarada ou óleo entre as refeições.")[1] Por sorte, a teoria que me levou a descobrir os efeitos da água açucarada e do óleo (ver Capítulo 3, "Uma nova teoria do controle de peso") sugere outros métodos de perder peso, seis dos quais descrevo neste capítulo. Cada um deles envolve uma forma diferente de baixar o ponto de referência. Você pode pensar neles como um crédito opcional —, não é obrigatório, mas é útil.

Os seis métodos se fundamentam no mesmo princípio básico: os alimentos com uma forte associação sabor-caloria engordam mais do que aqueles com uma associação fraca, e isto acontece porque elevam o ponto de referência. Pela mesma razão, os alimentos com uma associação sabor-caloria fraca engordam mais do que aqueles desprovidos desta associação.

Método 1. Experimente novos alimentos.

Os alimentos com sabores novos não possuem a associação sabor-caloria. Experimentar novos alimentos pode ser tão simples quanto comprá-los. Perdi peso em Paris porque tomei refrigerantes novos. Gosto de geléias em geral, mas evito comprar duas vezes o mesmo sabor. Em vez de comprar a refeição congelada à que está habituado, experimente uma nova. Experimente um novo sabor de sopa. No restaurante, peça algo novo.

Os restaurantes com cardápios variados e sugestões do dia facilitam essa tarefa. Em *As mulheres francesas não engordam,*[2] Mireille Guiliano escreve que: "Minha atividade exige que eu coma em restaurantes cerca de trezentas vezes por ano." Se essas trezentas refeições forem feitas em restaurantes sofisticados cujo cardápio muda freqüentemente, é bem possível que ela raramente coma duas vezes a mesma coisa. Seria esta a razão de ela permanecer magra? Dorie Greenspan, autora de *Paris Sweets,* um livro de receitas parisienses, disse a uma pessoa que a entrevistou que: "Sempre achou que o [verdadeiro] paradoxo francês é o fato de as mulheres francesas magras comerem sobremesa três vezes por dia [nos cafés] e continuarem magras."[3] Se elas comerem sobremesas distintas em diferentes cafés, o que é fácil em Paris, não se trata de um paradoxo.

A idéia de que a novidade tem importância é nova para o mundo das dietas. Em calorielab.com, um *website* independente sobre nutrição e perda de peso, um blogueiro escreveu: "Acho que podemos dizer com um certo grau de confiança que o Venti Caramel Chocolate Frappuccino com creme de leite do Starbucks — com 730 calorias — está fora da Dieta Shangri-lá."[4] Bem, não, não na *primeira* vez que você o consumir. Uma vez é aceitável. O que estou afirmando não é mera especulação. Compareci recentemente a um jantar especial de celebração de *Ulisses,* o romance de James Joyce,* (Bloomsday, 16 de junho). Quase todos os pratos do jantar eram irlandeses, como carne-seca e repolho. A sobremesa, no entanto, era italiana: tiramisu, prato geralmente feito com ovos, açúcar, mascarpone, café expresso, cacau e conhaque, ou marsala. A versão do Bloomsday, contudo, usava como bebida alcoólica o Baileys Irish Cream. As porções foram grandes, e meu pedaço provavelmente tinha várias centenas de calorias. Mas o sabor não era familiar. Eu já comera tiramisu muitas vezes e já tomara Baileys Irish Cream outras tantas. Apesar disso, a combinação era estranha, o que significa que a sobremesa qualificou-se como nova. No dia seguinte, tive extraordinariamente pouco apetite e quase não comi, graças ao tiramisu diferente, estou certo. O tiramisu com Baileys foi o oposto de uma comida que engorda: baixou meu ponto de referência — isto me fez sentir menos fome no dia seguinte, de modo que comi menos.

A idéia de que alimentos com um sabor novo causam a perda de peso é apoiada no livro *The Flavor Point Diet* do Dr. David Katz[5]. A dieta consiste em comer apenas um sabor por refeição sem nenhuma restrição a calorias. Na prática, as pessoas que fazem a dieta Flavor Point comem praticamente apenas alimentos novos com sabores incomuns. E ela funciona, pelo menos durante algum tempo: em 12 semanas, pessoas que seguiam a dieta perderam uma média de 8kg. O livro não apresenta dados do que acontece depois disso — quando os alimentos se tornam familiares.

Método 2. Cozinhe mais.

O oposto dos alimentos novos são os alimentos familiares; e aqueles que podem tornar-se mais familiares são os que têm sempre o mesmo paladar

*James Augustine Aloysius Joyce (1882-1941) foi um grande escritor e poeta irlandês, considerado um dos autores mais influentes do século XX. É mais conhecido pelo romance *Ulisses*, publicado em 1922, que foi incluído na lista dos cem melhores romances em língua inglesa do século XX da Modern Library. O Bloomsday é comemorado no dia 16 de junho, em que tem lugar toda a ação do romance. Este dia é celebrado pelos "joyceanos" no mundo inteiro. Em Dublin, cenário do romance, as comemorações duram uma semana. (*N. da T.*)

— o que eu chamo de comida ou alimentos em série. Esses alimentos produzidos em série geralmente são oriundos de fábricas e cadeias de restaurantes. Como o sabor deles é constante, quando são repetidamente ingeridos podem produzir uma associação sabor-caloria muito forte — muito mais forte do que alimentos parecidos que variam de sabor, como a lasanha ou o bolo de carne feito em casa, que variam um pouco cada vez que os preparamos. (Para aumentar o poder deste método, diversifico o sabor da minha comida.)

Os alimentos em série são o ponto central da indústria de alimentos. Entre eles estão a comida vendida em lojas de conveniência (pratos congelados, cereais matinais, sucos enlatados e congelados), comida pronta, sopa enlatada, *junk food* (como refrigerantes, batata frita, balas e chocolate), *fast-food* e a comida das cadeias de restaurantes. Quase todos os alimentos vendidos em embalagens ou produzidos em uma fábrica se encaixam nesta categoria. Não estou me referindo apenas à comida "ruim"; a comida "boa" também pode ser em série. "Tenho comido diariamente granola e leite de soja no café-da-manhã há meses", escreveu uma mulher que estava experimentando minha dieta. "No início, ela me deixava totalmente satisfeita até a hora do almoço. Agora, sinto fome algumas horas depois."[6] Não há dúvida de que a granola era manufaturada em vez de ser de fabricação caseira, pois tinha sempre o mesmo sabor. E o leite de soja também tinha exatamente o mesmo gosto. A combinação da granola com leite de soja era inicialmente desconhecida para ela, e atuava como a água açucarada e o óleo sem sabor: baixava seu ponto de referência. No entanto, com o tempo, os sabores associaram-se às calorias e começaram a engordá-la. O Capítulo 7, "Mudando o restante do mundo", explica por que acredito que a causa da epidemia de obesidade atual é o fato de as pessoas estarem consumindo uma quantidade maior de alimentos em série — ou, vendo as coisas por outro ângulo, cozinhando menos em casa.

As pessoas que cozinham em casa não são nem máquinas, nem funcionários de restaurantes *fast-food* que seguem instruções precisas sempre com os mesmos ingredientes. É por isso que um prato preparado em casa geralmente varia bem mais de uma versão para outra do que a comida de fábrica ou a *fast-food*. "As pessoas que alcançam mais sucesso na dieta", observa o Dr. Arthur Agatston em *A Dieta de South Beach*, "são aquelas que experimentam todas as receitas imaginárias e tiram proveito de todos os alimentos e ingredientes permitidos... Um paciente inventou uma sopa feita com todos os legumes e verduras verdes que conseguiu encontrar."[7] O sabor dessa sopa certamente variava muito de uma versão para outra. (E ao experimentar novas receitas, as pessoas que estavam tendo sucesso na dieta do Dr. Agatston também estavam seguindo o Método 1, "Experimente novos alimentos".) As sobras, infelizmente, são alimentos em série; assim, quando cozinhar, prepare o suficiente para apenas uma refeição.

Somente os alimentos que possuem sempre o mesmo sabor causam dependência. Por exemplo, um artigo de Susan Sheehan publicado na revista *New Yorker* em 1995 descreveu uma família de Iowa que estava vivendo quase na pobreza e aparentemente encaminhava-se para a falência. Para economizar o preço do selo, pagavam as contas pessoalmente. No entanto, o marido e a mulher bebiam uma Pepsi-Cola todos os dias e consideravam-se viciados em Pepsi.[8] Quase toda semana, jantavam no McDonald's. "Sair para jantar é quase tão necessário para mim quanto pagar a conta de água", declarou o marido. Outros alimentos em série produzem um comportamento semelhante. Quando estava no ensino médio, Jill Ciment escreveu na sua encantadora autobiografia, *Half a Life*, que queria desesperadamente economizar dinheiro para ir para Nova York. Ela trabalhou em mais de um emprego, mas não conseguiu poupar nada. "Não que eu desperdiçasse dinheiro... Eu apenas sentia a terrível necessidade de me recompensar daquele trabalho árduo, de gastar dinheiro com mais uma barra de chocolate, com a Coca-Cola tamanho família."[9] Quando a In-N-Out Burger, uma rede californiana, abriu uma nova loja, em 1996, um dos primeiros clientes foi um estudante universitário que estava se especializando em educação na saúde.[10] "Eu era um fã tão grande dessa comida que ia a Atascadero sempre que conseguia convencer alguém de que ela valia a pena uma viagem de três horas", declarou o rapaz a um repórter. "Agora que temos uma loja aqui, estou simplesmente no céu."

Pepsi-Cola, a comida do McDonald's, barras de chocolate, Coca-Cola, hambúrgueres do In-N-Out — todos são alimentos em série. O Dr. William Jacobs, professor de psiquiatria no College of Medicine da University of Florida, me disse que as pessoas viciadas em comida que ele tenha conhecimento geralmente eram viciadas em refrigerantes comerciais, sorvete e determinados tipos de *fast-food*, como pizza e hambúrguer — mais uma vez, todos alimentos em série.[11] Ele jamais conheceu uma pessoa viciada em hambúrgueres ou pizza feitos em casa. Também conheceu pessoas viciadas em chá gelado (com muito açúcar). O chá gelado era ao mesmo tempo comercial e feito em casa; o chá gelado é tão simples de fazer que mesmo quando preparado em casa pode ter sempre o mesmo gosto (especialmente se você usar uma combinação). Os alimentos causam dependência porque geram um grande prazer, em razão de uma associação sabor-caloria muito forte. Para produzir uma associação sabor-caloria muito forte, o sabor precisa ser exatamente o mesmo todas as vezes que você ingerir o alimento.

Método 3. Adicione sabores aleatoriamente.

Um modo incomum de variar o sabor da comida é *adicionar vários sabores aleatoriamente escolhidos*. Uma das maneiras de fazer isso é ter vários recipientes, cada um com um condimento em pó diferente — manjericão, cominho, canela, coentro, aneto, alho em pó, gengibre, mostarda, páprica, pimenta, noz-moscada, orégano e tomilho — e temperar a comida com alguns deles, aleatoriamente selecionados. Como a combinação será sempre diferente, ela nunca se tornará familiar. O Dr. Alan Hirsch, neurologista de Chicago, realizou uma pesquisa que indicou que essa técnica dá certo.[12] Entregou aos voluntários condimentos que deveriam ser salpicados sobre a comida: dois sabores a cada mês durante seis meses. Queijo tipo *cheddar* (para os alimentos salgados) e cacau (para os alimentos doces) foram os dois primeiros; cebola (salgados) e hortelã (doces), os segundos; raiz forte (salgados) e banana (doces), os terceiros, e assim por diante. Como os alimentos nos quais estes condimentos foram salpicados já tinham sabor, esta técnica deve ter produzido muitas combinações de sabor. A novidade continuava porque os sabores mudavam todos os meses. Durante a experiência de seis meses, os voluntários perderam em média 15kg. O grupo de controle seguiu um programa tradicional de dieta e ganhou um pouco de peso.

Você pode dar os primeiros passos nesta direção simplesmente adicionando vários temperos a qualquer alimento em série que você costuma comer. Em vez de ter sempre o mesmo gosto, os alimentos terão um sabor diferente a cada vez, e como resultado engordarão menos. No Capítulo 7, que trata da prevenção, analiso mais detalhadamente esta abordagem. Este método surpreende muitas pessoas, de modo que quero ser bem claro: *estou* afirmando que o fato de você acrescentar canela à pizza que comer fará com que ela engorde menos, pelo menos na primeira vez que o fizer.

Método 4. Coma um alimento de cada vez.

Minha teoria prevê que algumas comidas engordam por sua combinação; os ingredientes, se ingeridos separadamente, não engordariam. Já comi minha cota de sanduíches de pastrami. Eu os considero muito saborosos por causa do sabor do pastrami, o que é um sinal de que esse sabor tornou-se fortemente associado às calorias. No entanto, o sanduíche comum de pastrami não possui muitas calorias *de pastrami*. Quando como um sanduíche de pastrami, a mostarda e o pastrami produzem um forte sinal de sabor; o pão, que possui calorias rapidamente digeríveis, produz um sinal calórico forte e rápido. A combinação dos dois gera uma forte associação sabor-caloria. (A explicação é apresentada no Capítulo 3, "Uma nova teoria do controle de peso".) O pastrami ingerido sozinho não apresentaria esse resultado porque não produz um sinal calórico intenso e rápido. O pão ingerido por si só também não produziria esse resultado porque o pão não possui um sabor forte. Como o pastrami e o pão isolados produziriam uma associação sabor-caloria mais fraca, ingeri-los separadamente (o pastrami à 1 hora da tarde e o pão às 2 horas) engordaria menos, ou seja, elevaria menos meu ponto de referência. (Na verdade, não faço isso; estou apenas dando um exemplo para explicar meu ponto de vista.) No caso do sanduíche de pastrami, a carne e o pão são na realidade duas partes do mesmo prato. A idéia geral é que dois alimentos no mesmo prato — rosbife e purê de batata, por exemplo — podem ter o mesmo efeito. Quando ingerimos os alimentos em ocasiões separadas, existe uma ocorrência menor do que chamo de *condicionamento cruzado*, e as associações sabor-caloria que se desenvolvem são mais fracas.

Este método de perda de peso foi descoberto por pessoas que não estavam munidas da minha teoria, e tem um nome estranho: *combinação de alimentos.*[13] *Separação de alimentos* seria mais ilustrativo, porque o método possui regras como "Não coma gordura e proteínas ao mesmo tempo" e "Não consuma amido e açúcar ao mesmo tempo." A idéia talvez tenha chamado a atenção do público no best-seller *Fit for Life* de Harvey e Marilyn Diamond. Os conhecidos livros de dieta de Suzanne Somers também adotam esta abordagem. Estou certo de que a idéia funciona; é apenas difícil de manter. Um italiano amigo meu procurou em Milão um especialista em dietas e recebeu um programa de perda de peso que só permitia que ele comesse um tipo de alimento por refeição.[14] Almoço de segunda-feira: legumes e verduras. Jantar de segunda-feira: proteína. Almoço de terça-feira: frutas. E assim por diante. O programa era muito eficaz. Ao longo de cinco meses, meu amigo perdeu cerca de 30kg. Depois, recuperou lentamente o peso, porque a dieta era difícil demais. Quatro anos depois, recomeçou a dieta e voltou a perder 30kg. Em seguida, voltou a comer normalmente e recuperou o peso perdido. "Parar de fumar é *muito* mais fácil do que emagrecer", afirma meu amigo.

Creio que versões menos extremas dessa abordagem são proveitosas. Os franceses comem pratos diferentes em diferentes momentos das refeições. O prato de legumes e verduras é ingerido separadamente do prato de carne, por exemplo; os dois pratos podem ter um intervalo de vinte minutos entre si. Esta maneira de comer possui o agradável efeito de fazer com que as refeições tornem-se mais fáceis de ser preparadas, já que não existe a necessidade de ter vários pratos prontos ao mesmo tempo.

Método 5. Coma alimentos que são lentamente digeridos. Discuti no Capítulo 3 por que qualquer alimento que é digerido mais lentamente produz associações sabor-caloria mais fracas. Na prática, enquanto não pudermos medir convenientemente os sinais calóricos produzidos pela gordura e pelas proteínas, comer alimentos que são digeridos mais devagar significa ingerir uma comida com um índice glicêmico baixo e um menor número de alimentos com um índice glicêmico elevado (examinar Quadro). Alguns livros de qualidade explicam como fazer isso —*The New Glucose Revolution*[15], de Jennie Brand-Miller e colegas, por exemplo. Como mencionei anteriormente, quando fiz isso perdi cerca de 3kg. Não foi uma perda impressionante, mas foi tão fácil dar continuidade ao método que nunca recuperei o peso perdido.

As dietas pobres em carboidratos e as dietas dos bons carboidratos funcionam moderadamente bem. Acredito que isso aconteça porque elas substituem carboidratos que são digeridos rapidamente (alimentos com um elevado índice glicêmico) — pão, batata e doces — por alimentos que são digeridos mais lentamente — gorduras, proteínas e carboidratos com um baixo índice glicêmico, como as verduras. Os alimentos que são lentamente digeridos possuem associações sabor-caloria mais fracas do que os alimentos digeridos rapidamente, o que faz com que elevem menos o ponto de referência.

Quadro 1
O Índice Glicêmico

O índice glicêmico (IG) de um alimento nos informa a rapidez com que os carboidratos são digeridos. Um IG elevado equivale a uma digestão rápida. Um IG baixo equivale a uma digestão lenta. No caso dos alimentos compostos na sua maior parte por carboidratos, o IG é um bom indicador da velocidade da digestão. Os valores do IG de muitos alimentos podem ser encontrados em www.mendosa.com/gilists.htm. Um banco de dados que pode ser pesquisado está disponível em www.glycemicindex.com.

ALIMENTOS COM IG ELEVADO	ALIMENTOS COM IG BAIXO
Pão em geral	Damasco seco
Tâmara	Toranja/*Grapefruit*
Flocos de arroz	Cereja
Purê de batata instantâneo	Feijão preto
Batata assada	Lentilha

Método 6. Coma alimentos com menos sabor.

Os alimentos com sabor fraco, como os que são digeridos lentamente, nunca se associam fortemente às calorias (mais detalhes sobre o assunto no Capítulo 3). Este fato faz com que os alimentos com pouco sabor — que chamarei de alimentos *com sabor delicado* — engordem menos do que os outros. Não é fácil comer uma quantidade suficiente desses alimentos para perder uma quantidade significativa de peso. Tentei comer peixe branco simples — sem nenhum condimento — e desisti após uma única refeição. No caso do sushi foi mais fácil; perdi peso quando fiz a dieta do sushi. No entanto, era difícil comer sushi todos os dias, sem mencionar o custo elevado e o fato de não ser uma prática muito sábia, por causa do mercúrio contido no atum. Acredito que muitas bebidas que substituem as refeições, como o Slim-Fast, são eficazes porque possuem um sabor fraco. Elas substituem alimentos cujo sabor é mais forte. Alimentos com sabor delicado muito mais baratos estão amplamente disponíveis (ver Quadro 2).

Quadro 2
Alguns Alimentos Com Sabor Delicado

Queijo tipo *cottage*
Tofu simples
Arroz branco
Bacalhau e outros peixes brancos
Nigiri sushi (peixe cru sobre arroz branco) sem raiz-forte

Embora seja difícil comer alimentos com pouco sabor, é possível comer uma comida com *menos* sabor. "Apenas diminuo um pouco a quantidade de sal, adoçante ou molho[16] que eu normalmente usaria", escreveu uma pessoa que fazia a Dieta Shangri-lá. "Em seguida, é incrível, sou obrigada a deixar comida no prato. Não consigo viver comendo o tempo todo uma comida insípida, mas de vez em quando é uma grande ajuda."

Por trás da água açucarada e do óleo da Dieta Shangri-lá está a idéia de que os alimentos mais poderosos para a perda de peso são os que não possuem *nenhum* sabor. Timothy Beneke, um escritor de Oakland, Califórnia, utilizou esta idéia de uma nova maneira.[17] Em 1999, ele pesava 127kg. O médico lhe disse que ele estava quase diabético. Fortemente impressionado por esta notícia, Tim recorreu aos meus primeiros métodos de perda de peso (comer alimentos menos processados, alimentos com um baixo índice glicêmico e alimentos com pouco sabor) para ir de 127kg para 113kg. Quando eu lhe disse que havia perdido peso bebendo água com frutose, ele também começou a tomá-la e perdeu cerca de 23kg em nove meses, ingerindo seis colheres de sopa de água com frutose por dia. No entanto, ao atingir 90kg, Tim começou a recuperar peso. Eu o avisei de que a extrapolação da perda — ou seja, uma perda de peso maior do que a que pode ser essencialmente sustentada, como é mencionado no Capítulo 4, "Como fazer a Dieta Shangri-lá" — era possível, mas Tim interpretou o aumento de peso como um sinal de que a água açucarada havia parado de funcionar. Parou de tomá-la e voltou a pesar 113kg.

Quando descrevi para Tim os bons resultados que havia obtido com o azeite de oliva extra light, ele decidiu experimentá-lo. Perdeu peso sistematicamente, tomando três colheres de sopa do azeite por dia e chegando a pesar 95kg. Neste ponto, seu apetite voltou e ele teve dificuldade para manter este peso, mas Tim não queria aumentar o consumo diário do azeite nem voltar a tomar a água açucarada.

Para obter uma fonte nutritiva de calorias com menos sabor, Tim criativamente combinou "frutas, legumes e verduras batidos no liqüidificador com um pó feito de arroz integral, farinha de amêndoas, farinha de linhaça, leite em pó desnatado, grão-de-bico em pó, fécula de batata e proteína de soja em pó" (extraí esta descrição do comentário dele na *web*). Tim cozinhava a mistura até ela ficar grossa o suficiente para que ele fizesse montículos e, em seguida, usava uma pequena colher para formar pequenos comprimidos, que engolia com água. Sempre que sentia fome, Tim simplesmente ingeria uma quantidade suficiente desses comprimidos para afugentá-la. Também comia normalmente (comida comum de restaurante, por exemplo) e continuou a tomar o azeite de oliva extra light.

A mistura deu certo, pois Tim não recuperou o peso que já havia perdido. "Consumir 25% das minhas calorias sob a forma de mistura e azeite fez com que eu me mantivesse com 95kg durante 10 meses", escreveu Tim. No entanto, ele não perdeu mais peso. Em seguida, após 10 meses, Tim decidiu aumentar a ingestão da mistura, que passou a representar 75 % das suas calorias, e descobriu que começou novamente a perder peso. Em um período de cinco meses, Tim foi de 95kg para 82kg, o que o deixou satisfeito. Em dezembro de 2005, Tim vinha mantendo há sete meses os 82kg, extraindo cerca de 40% das calorias que consumia da mistura que ele mesmo preparava.

Tim Beneke utilizou minha teoria de uma nova maneira para perder *mais* peso de forma sustentável, depois de usá-la inicialmente para perder 36kg. Trata-se de um excelente respaldo para a teoria. Como os métodos deste capítulo baseiam-se na teoria, quanto mais pudermos acreditar nela, mais poderemos acreditar que os métodos darão certo.

O método de Beneke é radical, mas produziu grandes resultados. Ele é certamente melhor — mais barato, mais seguro, está amplamente disponível e é provavelmente mais sustentável — que a outra solução radical, a cirurgia bariátrica.

Se eu tivesse de perder noventa quilos...

Se eu tivesse de perder 90kg, a primeira coisa que tentaria, além de ingerir a água açucarada e o óleo, seria temperar aleatoriamente toda a minha comida, especialmente os alimentos em série. Também cozinharia o mais possível, substituindo os alimentos em série pela comida feita em casa e variando os temperos. Mas os outros métodos também têm valor. Como separadamente os alimentos, quando possível; venho evitando os alimentos com um elevado índice glicêmico; como sushi de vez em quando; e quando me vejo diante de uma sobremesa especial, saboreio-a avidamente.

A blogosfera experimenta a dieta

Depois que uma coluna *Freakonomics* sobre a Dieta Shangri-lá apareceu[1] no *The New York Times Magazine* (11 de setembro de 2005), Stephen Dubner e Steven Levitt, autores da coluna, gentilmente me convidaram para ter um blog em www.freakonomics.com. Algo inesperado aconteceu: as pessoas começaram a enviar comentários sobre a experiência com a dieta. O primeiro relato foi negativo:

"Tomei uma colher de sopa de azeite de oliva extravirgem ontem[2] e uma de óleo de canola hoje... Nenhum dos dois afetou minha fome; comi a quantidade habitual nas refeições subseqüentes."

Os comentários logo se tornaram predominantemente positivos:

"Não preciso perder peso, mas devo dizer que essa água açucarada funciona[3] como mágica para mim."

"Que beleza. Praticamente não sinto fome...[4] É uma dieta ridiculamente fácil. E barata. E eficaz. O que Deus obrou?"

"Emagreci cerca de 3kg em 5 dias, apesar de estar comendo melhor do que vinha fazendo em anos...[5] Para mim, o debate acabou. Nunca fui capaz de perder peso com tanta eficácia — nem mesmo fazendo uma dieta de alimentos crus ou nadando competitivamente quatro horas por semana."

"Quando comecei a dieta, eu pesava 102kg. Agora peso cerca de 100kg. Nada mau para 9 dias...[6] Minha alimentação continua variada e nutritiva como sempre, talvez até mais."

"Emagreci cerca de 1,5kg em 10 dias.[7] *Não é impressionante, mas acho que algo que é lento e constante deve ser bom."*

"Suas conclusões sobre a frutose são exatas.[8] *Emagreci 9kg até agora para prová-lo."*

Houve também alguns fracassos:

"Tentei a água com frutose durante 3 ou 4 dias e ENGORDEI 1,5kg!!![9] *Uma hora aproximadamente depois de beber a água açucarada EU ESTAVA FAMINTO!!!"*

"Depois de quase duas semanas fazendo a dieta não obtive nenhum resultado.[10] *Tenho bebido 250 calorias de frutose dissolvidas num litro de água... Não ganhei peso, mas tampouco emagreci."*

Bill Q. escreveu em freakonomics.com: "Estou fazendo a dieta há três dias[11] e perdi 3kg. Não tive um único momento de fome e também não senti nenhum dos antigos anseios incontroláveis." Bill acrescentou que colocaria os resultados posteriores no seu blog, "desde que o programa fosse um sucesso". Não foram exibidos outros resultados, o que sugere que o programa falhou no caso dele.

Quando terminou o prazo de minha permanência em freakonomics.com, Ann Hendricks criou o Annie's Shangri-La Diet Blog (annhendricks-shangrila.blogspot.com) para que as pessoas que estivessem experimentando a dieta pudessem compartilhar suas experiências. Em janeiro de 2006, cerca de 200 relatos já tinham sido enviados. Eles contavam a história de nove pessoas:

De Benci começou a dieta com 84kg, perdeu cerca 3,5kg ao longo de oito semanas, fazendo apenas as mudanças "que sinto poder[12] manter a longo prazo". Ele foi bem-sucedido usando água com mel, em vez de com açúcar.

Emily começou a dieta com 125kg e emagreceu pouco mais de 6kg em sete semanas. "É muito interessante[13] sentir que tenho um certo grau de controle sobre meu peso. Anteriormente, tentei o método da dieta padrão e do exercício e senti fome, privação e frustração."

Julie teve pouca sorte. Perdeu alguns quilos no início, mas depois parou de emagrecer. Com o tempo parei de beber[14] a água açucarada, porque achei que não estava funcionando para mim. Recuperei o peso que eu tinha perdido."

Leftblanc começou a dieta com 102kg[15] e perdeu cerca de 11kg ao longo de mais de 11 semanas. (Você encontrará mais detalhes sobre esta experiência ainda neste Interlúdio.)

Masa'il (A própria Hendricks). Começou a dieta com 87kg e chegou a 80kg — perdeu 7kg em 11 semanas. Para ela, a dieta é "definitivamente insubstituível até o momento:[16] nada me ajudou tanto até hoje."

Michelle começou a dieta com 77kg e perdeu 6kg em cinco semanas. "Estou decididamente fazendo escolhas melhores[17] quando como", escreveu. "Ainda considero comer muito agradável, mas sou atraída por alimentos de qualidade e porções adequadas. Não que não exija esforço ou seja particularmente fácil, mas parece possível." Michelle começou a ficar cética, no entanto ainda esperançosa, quando abandonou a rotina de Shangri-lá por alguns dias e a fome voltou. Entretanto, o fato de retomar a dieta não moderou de imediato seu apetite.

Molly. Após duas semanas, escreveu: "Essa dieta me faz sentir tão esperançosa que chega a ser assustador. Briguei com a balança a vida inteira, e a idéia de que eu talvez seja capaz de chegar ao meu peso ideal e me manter nele é... A palavra *milagrosa* insiste em me vir à cabeça. Sem substâncias perigosas? Nenhuma restrição alimentar, como não comer carboidratos ou gordura? E quanto a ausência daquela fome opressiva? E ainda poder comer e desfrutar alimentos apetitosos? Estou simplesmente perplexa." Três semanas depois, Molly perdera cerca de 3kg, e escreveu: "Grande parte do que eu anteriormente pensava sobre a perda de peso, as dietas e a nutrição parece inútil diante da minha experiência nesta dieta." O resumo mais recente que tenho da experiência de Molly é o seguinte: "Perdi 5,5kg [em 8 semanas, tendo começado com 70kg], e em seguida saí de férias por 2 semanas e (estupidamente) recuperei 3kg, dos quais agora já voltei a perder cerca de 1,5kg (em 4 dias)." A dieta "é uma ferramenta muito útil[18] para controlar a alimentação enquanto tento perder peso", escreveu Molly. "E estou muito grata por isso."

O primeiro relato de Sarah dizia que ela estava "fazendo a dieta há quase[19] 2 semanas. Está funcionando maravilhosamente... Estou me sentindo muito bem. Tenho energia para me exercitar por mais de uma hora e estou realmente entusiasmada porque a dieta está funcionando com facilidade. Perdi cerca de 2kg, o que é muito, já que estou tentando me livrar dos últimos 7kg de uma perda de 45kg, que até agora teimavam em permanecer inalterados. Sarah perdeu peso gradualmente. Três semanas depois, escreveu o seguinte no seu último relato: "Nada tenho a informar, além do fato de estar perdendo peso de forma sistemática e levemente enfadonha, sem muito esforço — o que, é claro, é algo enorme e sem precedente para mim."

SFC começou a dieta pesando 83kg e perdeu aos poucos 8kg em 3 meses. "Foi praticamente sem esforço",[20] escreveu. "Meus anseios incontroláveis por comida diminuíram, tenho menos apetite e muito raramente consumo mais de 2.000cal/dia, o que era, antes de eu começar a dieta, meu consumo mínimo." Depois que ele me enviou um e-mail, conversei com ele por telefone. SFC disse que perdeu peso sem fazer nenhum exercício — foi uma escolha calculada. Durante as 8 primeiras semanas, ele tomou até 500cal/dia de água com frutose e em seguida passou a tomar quase que exclusivamente o azeite de oliva extra light. O azeite funcionou tão bem quanto a água com frutose.

Os resultados foram de tal modo sistematicamente positivos que Hendricks pediu às pessoas que relatassem outros resultados:

"Conseguir que a verdadeira amplitude das experiências fosse relatada,[21] seria decididamente a melhor maneira de explorar o programa... E os possíveis fracassos ou 'sucessos não tão espetaculares'?"

Depois disso, duas pessoas relataram o seguinte:

Robert F. escreveu: "Experimentei a dieta nos últimos dois meses e obtive um êxito muito pequeno."[22] (Creio que a dose de água açucarada que ele usou não foi grande o suficiente para evitar que "voltasse a comer carboidratos".)

Agnostic escreveu: "Perdi cerca de 2kg em 3 semanas,[23] mas já faz um mês que não perco peso."

Logo depois da inauguração da coluna *Freakonomics*, o calorielab.com, um *website* independente sobre nutrição e peso, colocou no *site* um longo artigo acerca da dieta. Resumindo: "Se você tivesse de fabricar o supremo estereótipo de uma dieta estrambótica da moda para usar em um romance ou filme de comédia, a Dieta Shangri-lá seria a escolha perfeita."[24] No entanto, "não estamos necessariamente afirmando que ela não vá funcionar". O artigo discutiu as idéias que respaldavam a dieta, acrescentando: "Desconfiamos que ele a inventou [as teorias que respaldam a dieta] como uma reflexão posterior para justificar o fato de ter desenvolvido um programa de perda de peso enquanto ocupava o cargo de professor de psicologia." (Na verdade, a teoria veio primeiro.) Em seguida começaram a aparecer as histórias de sucesso enviadas como comentários ao relatório do CalorieLab:

"Estou fazendo a dieta do óleo há duas semanas...[25] Perdi cerca de 1,5kg. Eu pesava 76kg, e tenho 1,80m de altura... Bem menos apetite. Não é preciso ter muita determinação para comer pequenas porções. Comer é estranhamente opcional depois de uma refeição bem pequena."

CalorieLab observou que as pessoas comem por outras razões além da fome, portanto "um sistema como o de Roberts que supostamente refreia a fome efetivamente vinculada à obtenção de energia não vai funcionar a longo prazo, depois que passar o entusiasmo natural de experimentar uma nova dieta". A pessoa que estava tendo êxito na dieta respondeu:

"Separar, por meio desta dieta, a fome vinculada à obtenção de energia[26] *das outras motivações que me levam a comer foi instrutivo. As outras motivações tornaram-se muito mais claras... Ficaram mais fáceis de ser controladas, porque a fome vinculada à obtenção de energia foi refreada."*

As histórias de sucesso continuaram:

"Tenho 54 anos, estou na pós-menopausa, tenho 1,73m de altura e peso 66kg.[27] *Iniciei o programa há 10 dias e perdi cerca de 2kg... Estou encantada com a atual redução do apetite."*

"Estou fazendo a Dieta Shangri-lá há quase um mês,[28] *e ela está funcionando maravilhosamente. Não tenho mais anseios incontroláveis de comer e sempre que como sinto o estômago cheio."*

CalorieLab respondeu: "Lembre-se de que a dieta como um todo pode ser absurda e não dar certo." Mas então:

"Estou fazendo a dieta há 3 semanas...[29] *Perdi 5kg, com facilidade."*

"Preciso dizer que funciona. Comecei a dieta há 2 semanas...[30] *Perdi a gordura excessiva na cintura que adquiri depois de ter 3 filhos."*

Um segmento do programa de televisão *Good Morning America* sobre a dieta que foi ao ar no dia 14 de novembro gerou uma explosão de perguntas, que a CalorieLab pacientemente respondeu, acrescentando: "Achamos que se trata apenas de uma dieta maluca que está na moda." As pequenas histórias de sucesso continuaram:

"Venho seguindo há 3 dias sua orientação de Shangri-lá...[31] Parece funcionar como um moderador de apetite."

"O médico da minha família recomendou que eu experimentasse a dieta[32] como uma alternativa segura para os medicamentos controlados para a perda de peso... O azeite de oliva ajuda a aumentar o colesterol HDL (bom). Desse modo, mesmo que a dieta não me ajude a perder peso, parece que pode produzir algumas outras vantagens. Venho usando o azeite há uma semana, e ele modificou meu apetite."

Leftblanc, que fizera extensos relatos no Annie's Shangri-lá Diet Blog, disse aos leitores do calorielab.com que: "Comecei a dieta no dia 9 de dezembro...[33] Tenho 1,80m e pesava 102kg. Agora peso cerca de 93kg." (25 de novembro). CalorieLab respondeu: "Você experimentou uma dieta mais tradicional de contar calorias e não conseguiu levá-la adiante?... Desconfio que a água ou a água quente exerce um efeito moderador de apetite, ao encher o estômago", e prosseguiu sugerindo um programa mais tradicional de perda de peso ("evite *fast-food* com elevada densidade calórica, comida de restaurante e alimentos vendidos em embalagens"). Eis uma parte da longa resposta de Leftblanc:

"Por que eu deveria evitar a comida de restaurante?[34] Moro em Nova York, onde estão situados alguns dos melhores restaurantes do mundo... A dieta possibilita que eu perca peso com um mínimo de esforço (e fome). É muito mais fácil do que contar calorias. Não é como se eu não soubesse que os donuts *recheados tinham muitas calorias [durante os sete anos em que pesei 102kg]; eu os comia de qualquer maneira."*

Stephen M. entrou na discussão:

"Nada do que eu venha a dizer sobre a mudança radical na maneira de me sentir em relação à comida é exagerado.[35] Estou aprendendo a pensar e agir de um modo normal."

Tendo começado pesando 109kg, Stephen informou que perdeu 7kg em cinco semanas. Eis outra história de sucesso:

"Sou uma mulher de 52 anos, com 1,52m de altura.[36] *Estou fazendo a Dieta Shangri-lá desde o dia 17 de setembro de 2005. Eu pesava naquele dia 74kg e hoje [28 de novembro] peso 65kg. [Ela perdeu 9kg em 11 semanas.]*

Embora a maioria dos comentários tenha sido positiva, alguns não foram. Em 23 de dezembro, Imtiaz escreveu:

"Venho usando o azeite[37] *há cerca de oito dias e não notei nenhuma mudança no meu apetite."*

A blogosfera, até agora, está gostando — muito — da dieta. Talvez as pessoas sejam mais propensas a relatar o sucesso do que o fracasso, mas de qualquer modo trata-se de um início bastante promissor.

7

MUDANDO O RESTANTE DO MUNDO

Quando chegamos aos Estados Unidos, eu não falava quase nada de inglês, só sabia dizer olá, obrigado, até logo, e, por alguma razão obscura, conhecia a palavra gula.[1]

— KHALED HOSSEINI,
AUTOR DE *O caçador de pipas*

No ano 2001, um número tão grande de problemas físicos terá sido superado que... a mulher terá um corpo forte, flexível e esplêndido a vida inteira.[2]

— NOTA DE DIANA VREELAND EM 1967
(REDATORA-CHEFE DA REVISTA *Vogue*)

QUANDO VOCÊ compreende a causa de um problema, corrigi-lo torna-se muito mais fácil. O inverso também é verdade: o fato de conseguir corrigir, com eficácia, um problema sugere que você entendeu o que o causou. Não só a água açucarada e os óleos sem sabor ajudarão as pessoas a perder peso, como também lhes mostrarão o que causa a obesidade e de que maneira preveni-la.

Este capítulo trata da prevenção. Os anteriores descreveram soluções relativamente fáceis e claras que podem ter início amanhã. Este capítulo ocupa-se de soluções que exigem mais esforço, paciência, persuasão e reflexão.

Um dos princípios básicos da solução de problemas é que as forças que podemos criar, que controlamos totalmente, que podemos ativar e desativar à vontade, são em geral muito mais fracas do que as forças preexistentes que não podemos ativar ou desativar, mas apenas apontá-las para uma nova direção. Quando um problema precisa ser resolvido, posso fazer algo cujo único propósito seja resolvê-lo (a abordagem direta) ou posso modificar o que ia fazer de qualquer maneira por outras razões (a abordagem da força preexistente). Se eu estiver precisando de creme dental, por exemplo, posso ir até a loja comprar um tubo (direta) ou esperar até que, em outro momento, eu precise sair e passe perto de uma loja (força preexistente). Para me exercitar mais, posso ir a uma academia (direta) ou começar a ir a pé para o trabalho em vez de pegar o ônibus (força preexistente: já estou indo de qualquer maneira para o trabalho). Este capítulo ocupa-se de como duas poderosas forças preexistentes — os professores e a indústria de alimentos — podem ajudar a prevenir a obesidade, tendo em vista as idéias deste livro. No meu *website* (www.sethroberts.net), falo um pouco sobre o que os pais podem fazer.

O que causou a epidemia de obesidade?

Para tomar providências quanto à epidemia de obesidade, é necessário saber o que a causou. Em 1962, um grande estudo estatístico descobriu que 13% dos americanos adultos eram obesos.[3] Em 1980, esse percentual subiu para 14% — permaneceu basicamente o mesmo. No entanto, em 1993, ele saltou para 22%, e em 2000 para 30%. Alguma coisa que fazia as pessoas engordarem muito teve início entre 1980 e 1993.

O que terá sido? Falta de exercícios físicos, alimentos ricos em gordura, refrigerantes e porções exageradas freqüentemente levam a culpa, mas existem muitas outras coisas. Em *Food Fight*, Kelly Brownell e Katherine Horgen apontam algumas causas: a televisão, os videogames, os computadores, as refeições fora de casa, o beliscar e "a exaltação por comer em excesso".[4] No entanto, a evidência da maioria dessas causas está longe de ser persuasiva.

É pouco provável que o forte aumento da obesidade a partir de 1980 tenha sido causado pela falta de exercício. Em primeiro lugar, não houve uma intensa redução de exercícios físicos depois de 1980. O tempo que as pessoas passavam assistindo à televisão aumentou em 45% entre 1965 e 1975, mas a obesidade pouco aumentou durante este período; de 1975 a 1995, quando a obesidade deu um salto, o número de horas diante da televisão aumentou apenas um pouco.[5] Em segundo lugar, se a falta de exercícios físicos fosse uma das grandes causas da obesidade, fazer mais exercícios seria uma boa maneira de perder peso, o que não acontece. A não ser que você seja uma pessoa totalmente sedentária, é difícil perder muito peso apenas com exercícios. Oprah Winfrey forneceu uma prova involuntária desse fato quando começou a correr meia maratonas. Este era o condicionamento físico que ela precisara ter — colocando as coisas de outra maneira, a quantidade de exercícios que ela precisara fazer — para perder o peso que queria perder. Na década de 1950, os americanos eram muito mais magros do que agora, mas não por serem mais ativos; na verdade, eram menos ativos. O President's Council on Physical Fitness foi criado em 1956 para abordar a alarmante falta de preparo físico da população.

É pouco provável que a epidemia de obesidade tenha sido causada por uma alimentação rica em gordura. Na década de 1950, os americanos não tinham uma alimentação pobre em gordura, e no entanto eram bem mais magros. Outro motivo para duvidarmos de que a comida rica em gordura seja uma causa comum da obesidade é que as dietas pobres em gordura produzem uma pequena perda de peso. Após um ano, a maioria das pessoas perde apenas poucos quilos.[6]

É improvável que a epidemia de obesidade tenha sido causada pelo aumento do tamanho da porção das refeições. De 1976 a 1996, a ingestão de calorias no café-da-manhã, no almoço e no jantar pouco aumentou, se é que o fez; em vez disso, as pessoas passaram a beliscar e lanchar muito mais.[7] As porções dos restaurantes aumentaram ao longo dos anos, mas creio que este tenha sido um efeito, não uma causa, da obesidade. As porções servidas nos restaurantes não aumentaram durante os três meses em que perdi cerca de 16kg, mas passaram a dar a impressão de que eram enormes, ultrapassando em muito a quantidade que eu queria comer. Mesmo depois que parei de perder peso, elas ainda pareciam grandes demais. Meu metabolismo ficara mais lento. Analogamente, quando as pessoas ganham peso, o metabolismo delas se acelera, de modo que comem mais e precisam de porções maiores para sentir-se satisfeitas.

O que *causou* então a epidemia de obesidade? A teoria que fundamenta a Dieta Shangri-lá (ver Capítulo 3, "Uma nova teoria do controle de peso") é muito clara. Os alimentos que mais engordam são os que possuem as seguintes características:

- Um forte sabor.
- Calorias rapidamente detectadas.
- Ser ingerido muitas vezes.
- Ter sempre o mesmo sabor.

O consumo desses alimentos poderia ter aumentado enormemente depois de 1980?

A *junk food* e a *fast-food* possuem essas quatro propriedades; na verdade, foram projetadas para tê-las. A Tabela 5 fornece alguns exemplos. O consumo desses alimentos aumentou acentuadamente a partir de 1980? A resposta é sim. Os economistas Inas Rashad, na Georgia State University, e Michael Grossman, na City University of New York Graduate Center, levaram em consideração várias causas possíveis para a epidemia de obesidade. "Dois terços do aumento da obesidade adulta a partir de 1980", escreveram, "podem ser explicados pelo rápido crescimento do número per capita de restaurantes *fast-food* e de restaurantes de serviço completo, especialmente dos primeiros."[8] Entre 1960 e 1980, o número per capita desses restaurantes aumentou lentamente. Após 1980, esse número cresceu rapidamente. A Figura 7 mostra quão estreitamente o aumento da obesidade refletiu o aumento do número de restaurantes. De 1978 a 1996, as calorias consumidas em restaurantes nos quais as pessoas comem sentadas duplicaram; as calorias ingeridas em restaurantes *fast-food* triplicaram.[9]

TABELA 5
AS QUATRO PROPRIEDADES QUE FAZEM COM QUE A *FAST-FOOD* E A *JUNK FOOD* ENGORDEM TANTO

ALIMENTO	FORTE SABOR ORIUNDO DE...	CALORIAS RAPIDAMENTE DETECTADAS A PARTIR DE...	SABOR UNIFORME ORIUNDO DE..	CONSUMIDO MUITAS VEZES PORQUE...
Refrigerante (Coca-Cola, Pepsi-Cola)	Ingredientes secretos	Glicose em xarope de milho com elevado teor de frutose	Produção em massa	Vendido em toda parte
Hambúrguer (McDonald's, Wendy's)	Ketchup, mostarda, picles, cebola, molho secreto	Pão de hambúrguer, batata frita ingeridos ao mesmo tempo	Preparo padronizado, ingredientes produzidos em massa	Vendido em toda parte
Pizza (Pizza Hut, Domino's)	Molho de tomate, ingredientes	Farinha branca na massa	Preparo padronizado, ingredientes produzidos em massa	Vendida em toda parte
Donut (Krispy Kreme, Dunkin' Donuts)	Recheios, tipos de cobertura	Sacarose, farinha branca	Produção em massa	Vendido em toda parte
Barra de chocolate (Snickers, Mars)	Chocolate, aromatizantes	Sacarose	Produção em massa	Vendida em toda parte

E não se trata apenas de *junk food* e de *fast-food*. O que eu chamo de alimentos em série (aqueles que têm sempre o mesmo gosto) geralmente também possuem essas quatro propriedades. Os alimentos, ou comida, em série não são encontrados apenas nos restaurantes e nas máquinas automáticas. Você os consome em casa sempre que come alimentos processados que precisam de pouco ou nenhum preparo: cereais matinais, refeições que podem ser preparadas no micro-ondas, pizza congelada, bolachas, suco de laranja em caixa de papelão e *cookies* são apenas alguns exemplos. O nome genérico para esses alimentos é *comida de conveniência*. São produzidos em fábricas, e espera-se que tenham sempre o mesmo sabor.

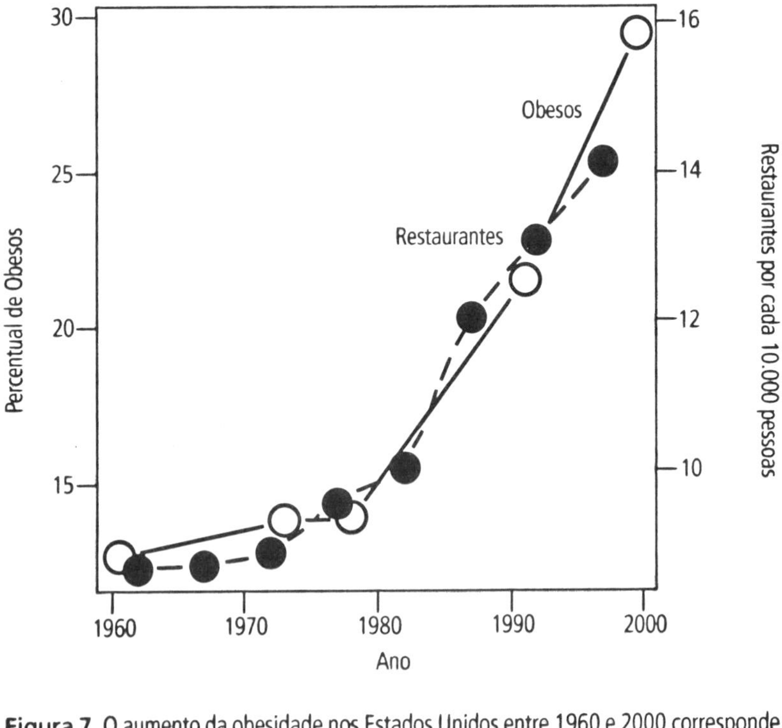

Figura 7. O aumento da obesidade nos Estados Unidos entre 1960 e 2000 corresponde ao aumento do número de restaurantes.

Num artigo em 2003, os economistas David Cutler, Edward Glaeser e Jesse Shapiro, que desconheciam minhas idéias, sustentaram que a epidemia de obesidade aconteceu em razão do grande aumento de consumo da comida de conveniência (ou, em outras palavras, de uma grande redução do tempo de preparo da comida) de 1978 a 1996.[10] Apresentaram muitos tipos de evidências para chegar a essa conclusão. Descobriram, por exemplo, que quanto maior a redução do tempo de preparo da comida em várias categorias demográficas (mulheres casadas, mulheres solteiras, homens casados, homens solteiros), maior o aumento no peso das pessoas nessas categorias. As mulheres casadas tiveram a maior redução no tempo gasto no preparo da comida, e foram as que mais ganharam peso.

Tomadas em conjunto, essas idéias e fatos nos oferecem boas razões para acreditar que a epidemia de obesidade aconteceu em razão do excesso de consumo de alimentos com uma forte associação sabor-caloria. Se esta suposição estiver correta, o que devemos fazer?

O que os professores podem fazer

A prevenção da obesidade começa naturalmente com as crianças. Depois de fazer um *tour* pelo Edible Schoolyard, uma escola que ensina o cultivo de plantas comestíveis e culinária para crianças em Berkeley, Califórnia, perguntei a uma aluna do ensino médio o que ela achava das aulas. A menina disse que gostava, porque a escola a ensinara a cozinhar melhor. "Passei a comer alimentos que não comia antes. Mas a minha mãe cozinha bem." Bem, por que a culinária da mãe não teve o mesmo efeito? Porque a menina se recusava a comer qualquer coisa preparada pela mãe.

Se a mente culinária de uma criança só está aberta fora de casa, como podemos tirar vantagem desse fato? A Dra. Antonia Demas, educadora alimentar que fundou o Food Studies Institute no norte do estado de Nova York, talvez saiba melhor do que ninguém como as escolas podem convencer os alunos a experimentar novos alimentos.[11]

No fim da década de 1960, Demas começou a trabalhar como voluntária em um Centro de Incentivo para que seu filho de menos de um ano pudesse conviver com crianças mais velhas. A comida servida no local a deixou estarrecida, e Demas concentrou seu trabalho voluntário em melhorá-la. Parte do problema envolvia como fazer as crianças comerem uma comida de melhor qualidade. Ela observou que a solução residia no fato de que as crianças comiam qualquer coisa que tivessem ajudado a preparar. Assim, ela ensinou-as a cozinhar. Mais tarde, ofereceu-se como voluntária em uma outra turma e continuou a dar aulas sobre comida, interligando-as ao plano de aula da professora de uma forma criativa e interessante. Quando o tema da aula era índios americanos, por exemplo, Demas ajudava os alunos a preparar uma sopa de milho tradicional dos iroqueses, e comparava diversas espécies de milho. Quando o tema era arqueologia, ela falava aos alunos sobre o povo do brejo, cadáveres antiqüíssimos descobertos nos pântanos de turfa da Europa setentrional. Como a turfa preserva os tecidos moles, os pesquisadores foram capazes de determinar a última refeição que eles fizeram, que geralmente era uma mistura de cereais integrais. Assim, Demas ensinou os alunos a fazer um mingau de cereais integrais. A cada duas semanas, ela criava uma unidade nova. "O processo expandiu minha mente de um modo muito criativo", disse ela.

No início da década de 1990, Demas decidiu fazer um doutorado em Cornell para documentar o desenvolvimento do seu currículo e torná-lo disponível a outros professores. Realizou a pesquisa da sua tese, uma experiência simples, em uma escola do ensino fundamental. Metade dos professores da escola permitiu que Demas desse aulas nas suas turmas. Este foi o grupo de tratamento. As 12 turmas restantes, que recebiam aulas de outros professores, não receberam o currículo de Demas. Estas últimas formaram o grupo de controle.

Demas deu 16 lições diferentes, com 16 alimentos distintos, em cada uma das 12 turmas de tratamento. No caso de uma aula sobre a Índia, os alunos prepararam *curry*, uma mistura de condimentos, batata-doce, cenoura e vários outros legumes, com arroz integral como acompanhamento. Em uma aula sobre a África do Norte, o prato foi um ensopado de grão-de-bico, feijão, tomate, abobrinha e outros legumes, com cuscuz de trigo integral. A partir do ponto de vista da prevenção da obesidade, todos esses alimentos eram excelentes. O sabor deles era desconhecido, não continham nenhuma fonte de calorias facilmente detectáveis, eram feitos em casa e complexos, de modo que o sabor variava bastante cada vez que eram preparados, e não eram amplamente disponíveis.

Depois que Demas dava uma aula específica nas 12 turmas de tratamento, a comida preparada na lição era servida como um acompanhamento para o almoço no refeitório. Não era opcional: a comida era colocada na bandeja de todas as crianças. Depois do almoço, cada recipiente que continha o acompanhamento era pesado para que fosse determinada a quantidade de comida consumida.

O resultado principal foi muito claro. As crianças das turmas de tratamento geralmente comiam quase todo, ou todo, o acompanhamento. As crianças das turmas de controle quase sempre não comiam nem um pouco dele.

As aulas tiveram outros efeitos. À medida que o ano avançava, as crianças das turmas de tratamento comiam na hora do almoço uma quantidade cada vez maior da comida preparada durante as aulas e ficavam cada vez mais acostumadas a experimentar os novos pratos que haviam preparado. A partir de conversas que Demas ouviu por acaso, descobriu que havia se tornado "maneiro" comer a maior quantidade possível de pratos diferentes e comer alimentos incomuns.

Os efeitos foram além do refeitório da escola. As crianças levavam as receitas para casa e as preparavam para a família. Descreviam para os pais as virtudes dos ingredientes. Ficavam animadas para cozinhar. Demas encontrava pais no supermercado, que diziam: "Não consigo acreditar. Minha filha quer comer esta comida, quer que eu compre os ingredientes para que ela possa prepará-la." Antes eles nunca teriam acreditado que os filhos fossem querer comer esse tipo de comida e muito menos prepará-la.

Após terminar o doutorado em 1995, Demas ajudou a criar programas de ensino semelhantes em Santa Fé, Novo México e Rochester, Nova York. Hoje, seu trabalho é utilizado em mais de 400 escolas. Em Santa Fé, o programa, chamado Cooking with Kids, começou em duas escolas e agora é aplicado em dez, com a participação de cerca de 4 mil estudantes. Em South Bend, Indiana, ela organizou um programa no qual foi capaz de descobrir o que os pais das crianças compravam no supermercado. As compras de alimentos menos comuns como certos tipos de couve e repolho, escarola e trigo para quibe deram um salto, e o aumento durou pelo menos até seis meses depois de o programa terminar. Três quartos das crianças que participaram do programa perderam peso. É um excelente começo.

Outra maneira de melhorar a comida das crianças é sugerida por uma história em *Totto-Chan*,[12] um texto biográfico de Tetsuko Kuroyanagi, uma estrela da televisão japonesa, sobre seus dias na escola. Kuroyanagi freqüentou uma pequena escola particular em Tóquio durante a Segunda Guerra Mundial. No Dia do Esporte, feriado nacional no Japão, todas as escolas têm competições atléticas. Uma das inúmeras coisas maravilhosas e especiais da escola de Kuroyanagi era o fato de que os prêmios no Dia do Esporte eram legumes e verduras: "O Primeiro Prêmio podia ser um rabanete gigante; o Segundo Prêmio, duas raízes de bardana; o Terceiro Prêmio, um molho de espinafre," escreveu Kuroyanagi. As crianças reclamavam desses prêmios, de modo que o diretor da escola lhes dizia: "Peçam às mães de vocês que os preparem esta noite no jantar. São legumes que vocês conquistaram. Vocês supriram comida para sua família com seu esforço. Que tal? Aposto que a comida será saborosa!" Kuroyanagi acrescentou: "Ele estava certo." Não se trata apenas de uma idéia interessante, mas de uma idéia interessante que deu certo.

O que a indústria de alimentos pode fazer

Na luta contra a obesidade, as grandes indústrias de alimentos não são o inimigo, como muitos defensores da saúde pública parecem pensar. Esta convicção é contraproducente e injusta. Quando os americanos acreditavam que a gordura causava a obesidade, as indústrias de alimentos fabricaram vários produtos pobres em gordura. Quando os americanos acreditavam que os carboidratos causavam obesidade, as empresas fabricaram inúmeros produtos pobres em carboidratos. Se esses produtos tivessem dado certo, as empresas de alimentos teriam fabricado uma quantidade maior deles.

Se a Dieta Shangri-lá e a teoria que a fundamenta tiverem mérito, que novos produtos e serviços poderemos esperar da indústria de alimentos, além do óbvio (água açucarada engarrafada e uma embalagem pequena, para viagem, de AOEL ou de óleo de canola)?

- *Um controle maior do sabor da parte do consumidor.* Pizza congelada, por exemplo, com 10 tipos de ingredientes opcionais, a serem acrescentados em combinações criativas pelo *chef*, no caso, a pessoa que irá esquentá-la. Quanto mais original for a combinação de sabores, menos o alimento engordará. Recentemente fui a um cinema no qual a própria pessoa podia acrescentar diferentes sabores à pipoca, como maçã com canela, queijo e chocolate.

- *Uma grande quantidade de novos sabores.* Refrigerante de manga com hortelã, alguém está servido? Um programa de sabor do mês pelos fabricantes de refrigerantes talvez desse certo. Os novos sabores estariam disponíveis apenas por um período, a fim de não se tornarem familiares.

- *Alimentos digeridos lentamente.* Isto significa alimentos com um índice glicêmico mais baixo, como foi discutido no Capítulo 6, "Crédito opcional: seis métodos alternativos para perder peso". Um passo inicial é adicionar o índice glicêmico do alimento à embalagem. Alguns fabricantes australianos de alimentos colocam uma coisa chamada GI Symbol (www.gisymbol.com.au) no rótulo dos alimentos, com o índice glicêmico deles. A Cargill, uma enorme empresa americana de ingredientes, introduziu recentemente no mercado dois novos adoçantes[13] (um líquido e um em pó) cuja principal propriedade é o fato de serem lentamente digeridos. Como esses adoçantes são calóricos, podem ser usados no preparo da água açucarada da Dieta Shangri-lá.

- *Alimentos com pouco sabor.* "Metade do sabor, calorias integrais" soa mais sarcástico do que apetitoso. No entanto, alimentos com pouco sal são encontrados em todos os supermercados, de modo que também é possível produzir alimentos com menos sabor do que o normal, talvez com o rótulo de *alimentos com sabor delicado.* Estes alimentos, mesmo quando consumidos muitas vezes, aumentam o ponto de referência muito menos do que os alimentos com sabor forte.

- *Ênfase na qualidade, não no sabor.* Os alimentos com associações sabor-caloria mais fracas são menos saborosos, não há como evitar este fato. No entanto, o Alimento A pode ter uma associação sabor-caloria mais fraca do que o Alimento B, mas mesmo assim ser tão agradável quanto o Alimento B se for superior a este último de outras maneiras que nos proporcionem prazer, como a aparência e a textura. O *sushi* é muito popular, por exemplo, mas em geral possui um sabor fraco. A excelente aparência e a textura compensam o sabor fraco. Uma loja de pizza para viagem perto da minha casa oferece um único tipo de ingrediente básico por dia. Todos os dias a pizza é diferente. Eles colhem poucos benefícios de associações sabor-caloria, mas a pizza é imensamente popular por sua originalidade, excelente aparência, magnífica textura e um certo quê, oriundo de ingredientes de altíssima qualidade.

- *A promoção do* connoisseur. Os *connoisseurs* de comida evitam os alimentos em série, exatamente aqueles que minha teoria diz que devem ser evitados. Eles pesquisam, compram, comem e até mesmo exaltam os alimentos com sabores diferentes e sutis. Esses pratos são inevitavelmente preparados em pequenas porções e não podem tornar-se muito familiares. A cultura do *connoiseur* talvez seja a principal razão de os franceses serem menos obesos do que os americanos.

- *Alimentos cujo sabor varia intencionalmente.* Durante minha crucial viagem a Paris (ver o Capítulo 2, "O caso do apetite desaparecido"), tomei refrigerantes comuns e perdi peso. Eles causaram a perda de peso porque o sabor não era familiar. Seria possível fabricar um refrigerante cujo sabor fosse *sempre* pouco familiar? Seria, desde que o sabor variasse o suficiente de uma dose para outra. Produzi-lo exigiria um novo tipo de fabricação. As indústrias de alimentos (e outros fabricantes) fazem um grande esforço para garantir que seus produtos sejam sempre iguais. O controle de qualidade na fabricação significa minimizar a variação. A meta desse novo tipo de fabricação seria *introduzir* a variação de uma maneira controlada — suficiente apenas para que o refrigerante engordasse bem menos, não a ponto de confundir os consumidores. Provavelmente seria impossível produzir cada garrafa diferente de todas as outras, mas o objetivo seria introduzir uma variação adequada para que o sabor nunca se tornasse familiar. Se a variação fosse bastante grande, beber esse novo refrigerante o ajudaria a perder peso, exatamente como eu perdi em Paris. Ele seria melhor do que a água açucarada simples, porque você poderia tomá-lo durante as refeições. Se você beber água açucarada *sem sabor* durante uma refeição, ela simplesmente fortalecerá as associações sabor-caloria dos sabores do restante da refeição. A água açucarada *com sabor* não terá esse efeito. O sabor da água açucarada interferirá na associação dos sabores de outros alimentos com as calorias da água açucarada.

Nos anos mais recentes, as grandes indústrias de alimentos vêm se mostrando claramente interessadas em tornar suas linhas de produtos mais saudáveis. A Coca-Cola comprou a Odwalla, fabricante de sucos de fruta, exatamente por este motivo. O McDonald's introduziu mais variedades de salada e incluiu frutas frescas no cardápio. Espero que os executivos das empresas de alimentos se interessem pela idéia de que *é possível fabricar uma versão da Coca-Cola destinada à perda de peso.* Trata-se de uma noção totalmente nova que iria requerer inovações substanciais na sua fabricação, mas o mercado potencial para este produto, bem como para os outros produtos e serviços que descrevi, é enorme.

O antídoto da civilização

O Club Med, a cadeia de *resorts*, costumava chamar a si mesmo de "o antídoto da civilização" — um *slogan* brilhante e revelador que expunha duas coisas: uma parcela substancial do público-alvo (pessoas ricas o suficiente para poder pagar o Club Med) era (a) levemente infeliz e (b) estava convencida de que a civilização era a origem do seu descontentamento. O Club Med oferecia aos hóspedes, durante uma ou duas semanas, uma vida vagamente pré-civilizada — por exemplo, atividades ao ar livre e a ausência do dinheiro.

A epidemia de obesidade é claramente um subproduto da civilização. Não temos apenas uma grande quantidade de comida; temos também dinheiro suficiente para pagar por um considerável processamento dessa comida. As soluções apresentadas para a epidemia de obesidade encerraram, muitas vezes, um sabor de Club Med: proibir a televisão; tornar o exercício obrigatório; e banir os alimentos introduzidos a partir de 1950. Estas soluções são atraentes pela mesma razão que o Club Med é atraente: no fundo, acreditamos que alguma coisa está errada com a civilização.

Essas perspectivas não estão propriamente erradas, mas são meias-verdades. Algo crucial está faltando. A teórica urbana e autora Jane Jacobs expressou isso de uma maneira incrível. Ao discutir as possíveis soluções para a poluição, Jacobs afirmou que o problema não consiste em haver um excesso disto ou muito pouco daquilo; o problema reside no trabalho não concluído. Ela está se referindo ao desenvolvimento intricado e demorado de novas idéias e novos produtos, bem como de serviços baseados nessas idéias. O antídoto da civilização, Jacobs diria, é mais civilização.

Um livro de dieta reflete o atraso de nossa civilização. Indiquei neste capítulo algumas soluções que pudessem ser mais inteligentes, inclusive novos currículos escolares e novos produtos alimentares. Eles são apenas o início. Quando pessoas criativas e engenhosas tiverem as idéias certas sobre as causas da obesidade, começarão a mudar o mundo de modo que tornarão a obesidade algo improvável.

Apêndice

A CIÊNCIA POR TRÁS DA TEORIA QUE SUSTENTA A DIETA

"SERÁ QUE SOU a única pessoa que acha que essa dieta poderia ser uma grande farsa perpetrada pelos caras da *Freakonomics*?",[1] comentou alguém em um blog sobre a Dieta Shangri-lá . "Eu também mal consigo acreditar",[2] replicou alguém para quem a dieta estava funcionando. Essas não foram as únicas pessoas. Depois que o *Good Morning America* dedicou uma parte do programa à dieta, as primeiras palavras de Diane Sawyer foram: "Um monte de gente está ficando de queixo caído no estúdio."[3] Uma das razões de a dieta ser tão surpreendente é o fato de estar fundamentada em uma base científica que a maioria das pessoas — inclusive, infelizmente, a maioria dos pesquisadores de obesidade — desconhece.

Eu gostaria de mudar isso. Não é preciso conhecer a base científica para fazer a dieta; e é por isso que as informações que seguem estão incluídas num apêndice. No entanto, para os que estão interessados, apresento uma breve explicação da base científica da dieta, especialmente sobre o trabalho dos três cientistas que mais me influenciaram: Michel Cabanac, Anthony Sclafani e Israel Ramirez.

A fisiologia encontra a psicologia

A teoria que ampara a Dieta Shangri-lá baseia-se em pesquisas realizadas em duas áreas geralmente distintas: o controle de peso e o aprendizado associativo. A maioria dos pesquisadores do controle de peso pouco sabe do aprendizado associativo, e a maior parte dos pesquisadores do aprendizado associativo pouco sabe do controle de peso. Os dois assuntos são estudados em departamentos independentes nas universidades: o controle de peso no de fisiologia e o aprendizado associativo no de psicologia.

Um conceito básico da fisiologia é a *homeóstase*: a manutenção das condições constantes. A homeóstase acontece de centenas de maneiras em todo o nosso corpo. Transpirar quando estamos com calor e tremer quando estamos com frio são maneiras de o cérebro manter constante a temperatura do corpo. O óleo na pele é outro exemplo. Lavar o rosto ativa as glândulas sebáceas, a fim de restaurar o óleo que eliminamos da pele. As concentrações de muitas substâncias no sangue, inclusive o oxigênio e a glicose (o açúcar no sangue), são mantidas constantes de várias maneiras.

Por volta de 1950, um pesquisador londrino chamado G. Kennedy[4] fez observações sobre o peso dos ratos, que levantavam a hipótese de que a gordura corporal também era homeostaticamente regulada. Os ratos eram alimentados com ração misturada com água. Kennedy variou a quantidade de água misturada à ração. Quando a quantidade de água foi duplicada, cortando pela metade a densidade de calorias, durante alguns dias os ratos comeram menos calorias do que habitualmente. Como resultado, perderam peso. Alguns dias depois, no entanto, começaram a comer mais calorias do que de costume, o suficiente para recuperar o peso perdido. E posteriormente, comeram o suficiente a cada dia para permanecer no peso que tinham antes de a ração ser mais diluída. O peso dos ratos permaneceu praticamente constante, mesmo quando a comida mudou muito, assim como um sistema de aquecimento e esfriamento controlado por um termostato mantém a temperatura de um aposento aproximadamente uniforme, mesmo quando a temperatura externa se modifica. Kennedy apresentou a hipótese de que o nosso corpo é controlado por um sistema semelhante ao do termostato — em outras palavras, por um sistema com um ponto de referência.

A proposta de Kennedy foi favorecida pela descoberta do hormônio leptina em 1994.[5] Para regular a quantidade de gordura no corpo, o cérebro precisa ser capaz de saber quanto de gordura corporal nós temos, assim como o termostato precisa de um termômetro embutido para manter-se a par da temperatura do aposento. A leptina funciona como o termômetro de gordura corporal do cérebro: A concentração de leptina no sangue informa ao cérebro quanta gordura há no corpo. A leptina é produzida pelas células gordurosas. Quando a gordura corporal aumenta, a taxa de leptina no sangue aumenta. Quando a gordura corporal diminui, a taxa de leptina baixa.

O aprendizado associativo é tão básico para a psicologia quanto a homeóstase é para a fisiologia. Um dos tipos de aprendizado associativo é o condicionamento pavloviano, descoberto por Ivan Pavlov, o psicólogo russo. Pavlov descobriu em experiências de laboratório que se tocasse um sino durante dois minutos e depois alimentasse um cão, este rapidamente aprendia a associar o som do sino à comida. Depois de Pavlov combinar várias vezes o sino com a comida, o toque do sino passou a fazer o cão salivar na expectativa de receber comida.

As generalizações que Pavlov descobriu ao estudar sino, comida e salivação acabaram prevendo o que acontece em muitas outras situações. Essas generalizações nos ajudaram a entender o medo, a fome, as aversões por comida, a tolerância às drogas, a dependência das drogas, a excitação sexual e até mesmo efeitos visuais subseqüentes. O meu treinamento da pós-graduação era próximo dessa área da psicologia.

A teoria do ponto de referência do controle de peso de Kennedy e as experiências de aprendizado de Pavlov são bastante conhecidas, e foram os pontos de partida para a base científica que conduziu à minha teoria.

Michel Cabanac: A universidade da água fria

O Dr. Michel Cabanac é professor de fisiologia na Laval University, em Quebec, Canadá. Seu primeiro projeto de pesquisa, como estudante de medicina em Lyon, França, foi sobre a termorregulação em cães. Depois que se formou, em 1958, foi para Paris, onde seu chefe incumbiu-o de estudar a termorregulação nos seres humanos. Na pesquisa, os voluntários entravam numa banheira de água quente. Um dia, o próprio Cabanac atuou como voluntário. A água quente o aqueceu bastante. Ao limpar mais tarde o equipamento, Cabanac colocou um pouco de água fria nas mãos e notou que a sensação foi agradável. "Para mim, isso foi como a maçã de Newton",[6] comentou, fazendo referência à história de que a queda de uma maçã inspirou em Newton a lei da gravidade. Cabanac percebeu, de repente, por que sentimos dor e prazer. Compreendeu que parte do que fazia uma temperatura parecer agradável ou desagradável era uma *diferença*: a diferença entre a temperatura do ponto de referência do corpo (a temperatura que o sistema tenta manter) e a temperatura efetiva (básica) do corpo. Se a temperatura do corpo estiver *mais elevada* do que o ponto de referência, a água fria transmitirá uma sensação agradável. Esta era a situação de Cabanac: a água quente elevou a temperatura básica do corpo dele acima do ponto de referência. Mas se a temperatura do corpo estiver *mais baixa* que a do ponto de referência, a água fria transmitirá uma sensação desagradável. Como buscamos e damos continuidade às experiências agradáveis, e evitamos ou encerramos as desagradáveis, essas mudanças hedônicas nos ajudam a regular a temperatura do corpo.

Cabanac queria testar sua percepção do prazer em outras esferas. A comida era outra fonte de prazer. Será que as mudanças na sensação agradável que achamos da comida ajudavam a regular o nosso peso? Ele começou, então, a estudar o que controlava a sensação agradável que sentíamos num gole de água açucarada. Durante anos, não conseguiu chegar a lugar nenhum; nada que tentasse mudava o modo de reação dos voluntários. No entanto, descobriu que quando os voluntários recebiam a glicose na água através de um tubo que ia diretamente ao estômago, os goles de água açucarada tornavam-se menos saborosos. Esta foi uma versão reduzida de laboratório do que acontece durante a refeição: as calorias vão para o estômago, o corpo sente as calorias, a comida torna-se menos saborosa (e quando chega ao ponto "não saboroso", paramos de comer). Assim como a sensação agradável da água fria depende da diferença entre a temperatura do ponto de referência e a temperatura básica, Cabanac acreditava que a sensação agradável da água açucarada dependia da diferença entre o ponto de referência do corpo e o peso efetivo.

Para testar esse prognóstico, Cabanac realizou uma experiência na qual os voluntários perderam 3,6kg, ingerindo uma quantidade menor de comida do que comiam habitualmente.[7] O objetivo era diminuir o peso deles, fazendo com que ficasse abaixo do ponto de referência. Ele próprio foi um dos voluntários. Cabanac me disse: "Foi torturante. Eu sonhava que estava saindo da dieta e arruinando a experiência." No peso mais baixo, a água com glicose enviada diretamente ao estômago através de um tubo já não era menos saborosa. Uma das forças que levam as pessoas a parar de comer — o fato de a comida deixar de ser saborosa — já não estava presente. Cabanac chegou à conclusão de que quando nosso peso está abaixo do ponto de referência, precisamos comer mais para nos sentir satisfeitos. Neste prognóstico está implícito que quando nosso peso está *acima* do ponto de referência, precisamos comer *menos* para nos sentir satisfeitos.

A experiência de Cabanac adquiriu vida para mim quando inúmeras pessoas que faziam a Dieta Shangri-lá mencionaram que precisavam comer muito menos para se sentir satisfeitas. "Esta é a primeira vez que deixo comida no prato em uma refeição",[8] escreveu uma delas. "Consigo me sentir satisfeito depois de comer metade do que comia normalmente",[9] escreveu outra. Eu havia passado pela mesma experiência. Esses comentários eram um excelente indício de que a Dieta Shangri-lá funcionava de acordo com minha teoria: ela baixa o ponto de referência.

Cabanac realizou outra experiência para verificar se as "leis" da regulação da temperatura se aplicavam à regulação do peso. Na regulação da temperatura, a temperatura da pele afeta o ponto de referência. O aquecimento da pele baixa o ponto de referência da temperatura do corpo; o esfriamento da pele eleva o ponto de referência. "Esse fato prenuncia uma futura ameaça", declarou Cabanac. A idéia básica é que o ponto de referência é sensível às condições vigentes no mundo exterior.

Para verificar se algo semelhante acontecia com o peso, Cabanac e um colega realizaram uma experiência na qual os voluntários recebiam todas as calorias de um alimento que Cabanac chamava de "muito sem graça", uma dieta líquida insípida.[10] Os voluntários, um dos quais o próprio Cabanac, podiam ingerir quanto quisessem do alimento líquido, mas mesmo assim emagreceram, como previra Cabanac. Ao contrário da restrição calórica ("tortura"), este modo de perder peso era "indolor", afirmou Cabanac. "Os voluntários, entre os quais eu estava incluído, perderam muito peso e nada sofreram. Não sentimos fome — nunca." A experiência prosseguiu até que todos perdessem tanto peso quanto os voluntários da experiência anterior de restrição calórica. Em seguida, quando os voluntários estavam com o peso mais baixo, o teste de levar a glicose ao estômago através do tubo foi repetido. Dessa vez, os resultados foram perfeitamente normais: a glicose no estômago fez com que os goles de água açucarada parecessem menos saborosos. A explicação de Cabanac foi que, neste caso, a perda de peso não modificou os resultados porque o ponto de referência e o peso efetivo permaneceram próximos. Quando perdemos peso comendo alimentos insípidos (fácil), o ponto de referência baixa. Quando perdemos peso por meio de restrições calóricas (difícil), o ponto de referência não baixa. O fato de haver duas maneiras bem diferentes de perder peso — com e sem redução do ponto de referência — é uma idéia muito importante.

A experiência com a alimentação insípida também me impressionou porque demonstrou com cobaias humanas que o ponto de referência depende do que comemos. Lamentavelmente, o trabalho de Cabanac não recebeu a merecida atenção. Quando lhe perguntei qual era a opinião dos demais pesquisadores, ele respondeu que não achava que tivesse sido citado em outras publicações profissionais. Entretanto, Cabanac decidiu verificar e constatou que o trabalho fora citado 20 vezes desde a sua publicação em 1976 — o que não era muito, considerando-se o vasto interesse mundial pela perda de peso.

Mais ou menos na mesma época da experiência com a alimentação insípida, um aluno do laboratório de Cabanac chamado Marc Fantino, que é hoje professor da escola de medicina em Dijon, França, realizou uma experiência semelhante porém mais extrema, na qual quatro voluntários receberam toda a nutrição através de um tubo inserido no nariz e que levava o alimento diretamente ao estômago. Em outras palavras, uma alimentação totalmente desprovida de sabor.[11] Os voluntários podiam consumir a quantidade de alimento que desejassem, mas perderam peso rapidamente, bem mais rápido do que os voluntários da experiência com a alimentação insípida, embora o alimento fosse o mesmo. O resultado dessa experiência me sugeriu que o sabor aumentava o ponto de referência. Na ausência do sabor, o ponto de referência baixava rapidamente.

Sem dúvida, pensei, alguns sabores eram mais poderosos do que outros. O que era preciso saber a respeito de um sabor para prever *quanto* ele aumentaria o ponto de referência? As pesquisas de Cabanac e Fantino levantaram a questão, mas não ajudaram a respondê-la.

Anthony Sclafani: Por que gostamos de espinafre

O Dr. Anthony Sclafani é professor de psicologia no Brooklyn College, uma sucursal da City University of New York. Na década de 1970, ele estava procurando um modelo animal de obesidade. É incrivelmente difícil fazer ratos normais ficarem gordos. Na época, a maneira usual de engordar os ratos era adicionar gordura sólida à ração, como Crisco, um óleo vegetal solidificado. Este método produzia a obesidade, mas era lento. Sclafani raciocinou que se a comida fosse mais saborosa, os ratos talvez engordassem mais rápido.[12] Enviou então um de seus alunos da pós-graduação ao supermercado com instruções para que comprasse alimentos que engordassem, como leite condensado, *cookies* com pedaços de chocolate, salame, queijo, banana, marshmallow, achocolatados e pasta de amendoim.

Quando ratos jovens, ainda em crescimento, eram alimentados com esse tipo de comida, além da ração habitual, ganhavam peso duas vezes mais rápido do que quando comiam apenas ração, e bem mais rápido do que os ratos submetidos a uma dieta rica em gordura. Estes fatos indicaram que a comida do supermercado engordava muito mais do que a ração, e que não era apenas seu conteúdo elevado de gordura que engordava.[13] Essa pesquisa foi publicada no mesmo ano (1976) e na mesma publicação científica (*Physiology & Behavior*) que a experiência da alimentação insípida de Cabanac. As duas estavam separadas apenas por algumas centenas de páginas. As experiências — com ratos (Sclafani), com seres humanos (Cabanac), a do aumento de peso (Sclafani) e a da perda de peso (Cabanac) — levaram-me a crer que o sabor do alimento controla o ponto de referência. A comida saborosa eleva o ponto de referência; a comida não tão saborosa o faz baixar.

Dez anos depois, Sclafani ainda estava estudando a ingestão dos alimentos. Descobriu, por acaso, que os ratos têm um extraordinário apetite por um amido parcialmente digerido chamado Policose.[14] Para os seres humanos trata-se de uma fonte insípida de calorias; se o acrescentarmos ao suco de laranja, o sabor do suco permanece inalterado. Mas os ratos o adoravam. Essa atratividade possuía uma qualidade curiosa: aumentava, à medida que os dias iam passando. Por exemplo, os ratos preferiam inicialmente a água açucarada à água com Policose, mas depois de um período de vários dias mudavam de preferência e passavam a preferir a solução de Policose. Desse modo, Sclafani percebeu que a Policose exercia um poderoso efeito *posterior* à sua ingestão que tornava seu sabor bastante atraente. A noção de que os sabores ficam mais agradáveis ao serem associados a calorias ou nutrientes detectados pelo sistema digestivo já circulava desde a década de 1960, mas houve poucas demonstrações desse estudo e, mesmo assim, não foi uma investigação minuciosa.

Sclafani achou que talvez valesse a pena rever a pergunta: *A associaçao sabor-caloria realmente existe?* Sclafani e um colega montaram um dispositivo que injetaria água com Policose ou água pura diretamente no estômago do rato sempre que ele bebesse alguma coisa.[15] A experiência utilizou dois sabores de Kool-Aid — um suco em pó que requer a adição de água. Quando o rato bebia água com o Sabor 1, recebia água com Policose no estômago. Quando bebia água com o Sabor 2, recebia água pura no estômago. Contrastando com as investigações da pesquisa anterior, este procedimento produziu uma enorme preferência pela água com o Sabor 1 — o rato pôde escolher entre dois sabores. Mesmo depois de a Policose deixar de ser injetada e de os sabores de Kool-Aid serem acompanhados de injeções de água pura, a preferência perdurou por vários dias.

Sclafani não descobriu a associação sabor-caloria; os pesquisadores anteriores fizeram isso. O que ele *fez* foi descobrir a importância, o poder e a maneira de estudar esta associação. Nos anos que se seguiram, Sclafani e seus colegas realizaram centenas de experiências com a associação sabor-caloria.[16] Eles a tornaram real. Na época que comecei a elaborar minhas teorias sobre o controle de peso, esta associação estava tão firmemente estabelecida que a aceitei como fato consumado.

Israel Ramirez: Relacionando o aprendizado associativo ao controle de peso

Quando o Dr. Israel Ramirez trabalhou no Monell Chemical Senses Institute, na Filadélfia (1982-1997), realizou várias experiências brilhantes, uma após a outra. A pesquisa psicofisiológica é intensamente empírica. Tudo gira em torno de dados, geralmente oriundos de experiências. Comparado a outros cientistas que estudam a ingestão de alimentos, Cabanac é um grande teórico cujas experiências habilmente sustentam suas idéias teóricas, e Sclafani é um grande empirista cujas experiências produzem uma rica imagem pontilhista de uma generalização empírica. Ramirez foi um cientista do tipo bobo da corte shakespeariano cujas experiências indiretamente expressaram profundas verdades.

À primeira vista, Ramirez era um cientista cuja especialidade era realizar experiências com resultados difíceis de explicar. O que é uma posição difícil para um cientista. Resultados enigmáticos são os mais esclarecedores, ou pelo menos podem ser, mas a explicação pode levar bastante tempo para ser compreendida, e neste ínterim o valor do trabalho fica obscuro. Ramirez impulsinou o campo do controle de peso, mas este fato não ficou óbvio na ocasião.

Ramirez é hoje consultor e desenvolve *software* na PC Helps Support, em Bala Cynwd, Pensilvânia. Produziu uma quantidade tão grande de trabalhos de qualidade no Monell que, quando o entrevistei em 2005, não se lembrava de um excelente artigo crítico que escrevera 20 anos antes sobre a questão do açúcar causar ou não a obesidade.[17] "Acredita-se amplamente," começa o artigo, "que o consumo de sacarose pode predispor os seres humanos à obesidade."[18] No entanto, Ramirez concluiu que "pesquisas realizadas em animais [ratos] não sustentam [essa] idéia". Ressaltou que o açúcar exerce um efeito muito diferente no peso quando é ingerido "molhado" (dissolvido em água), em vez de seco. Este fato é incompatível com a simples idéia de que o açúcar engorda. Como os ratos e os seres humanos são bastante semelhantes em muitos hábitos alimentares, esta foi uma evidência poderosa contra a visão convencional.

Depois que Sclafani comentou que os ratos que comiam pão, além da ração regular, ficavam obesos, Ramirez decidiu fazer uma experiência simples. Comparou dois grupos de ratos que receberam pão como única fonte de calorias. Um dos grupos recebeu uma mistura modificada para pão, de modo que era nutricionalmente completa. O outro grupo recebeu a mesma mistura sob a forma efetiva de pão, o que foi feito adicionando-se água à mistura e assando-a. Desse modo, os dois grupos receberam os mesmos nutrientes, os mesmos micronutrientes, a mesma proporção de gorduras, carboidratos e proteínas. Após várias semanas, os ratos que haviam comido o pão assado estavam pesando substancialmente mais do que os ratos que comeram a mistura simples. A experiência é tão simples e fácil que uma criança do ensino fundamental poderia realizá-la, e no entanto demonstra que algo importante está ausente nas idéias convencionais sobre o controle de peso. "Era uma espécie de coisa feia", me disse ele. (Na verdade, era lindamente simples, tanto na idéia quanto na execução. Com "feia" Ramirez quis dizer que era difícil explicar exatamente como o pão assado diferia do pão cru.) Quando descreveu aos colegas a experiência, "a história evocou muitas risadas". Ramirez decidiu não publicá-la.

No entanto, não a abandonou. Uma das diferenças entre a mistura para pão e o pão em si era a água adicionada para fazer o pão. Ramirez realizou então várias experiências que avaliavam o efeito do acréscimo de água à ração. Elas demonstraram que a água engorda — e muito! Ratos jovens alimentados com um alimento molhado ganharam mais peso do que os ratos que haviam recebido apenas alimento seco, embora uma garrafa de água estivesse disponível para ambos os grupos. O efeito foi enorme: a quantidade certa de água era capaz de *duplicar* o ganho de peso dos ratos.[19] Este fato contradiz tudo que o americano típico aprendeu sobre o controle de peso. Às pessoas que fazem dieta sempre é recomendado que bebam muita água, porque a água não tem calorias, gordura, carboidratos, açúcar; enfim, nada. Quando descrevo este resultado para as pessoas, elas ficam, em geral, atônitas. O próprio Ramirez não sabia como poderia explicar esse resultado. Minha teoria, contudo, explica esse resultado incrível, ao revelar que o simples fato de umedecer a ração pode ter intensificado o seu sabor e acelerado a digestão, provocando assim associações sabor-caloria mais fortes.

As experiências de associação sabor-caloria de Sclafani mostraram algo que muitos acreditavam, mas que haviam sido incapazes de demonstrar. As experiências de Cabanac foram belas demonstrações que expuseram uma lógica oculta que ele já conhecia. As experiências de

Ramirez, por outro lado, em geral expunham a *falta* de entendimento de todo mundo, inclusive do dele.

Uma série de experiências de Ramirez foi mais longe. À semelhança de muitas descobertas importantes, tudo começou com uma espécie de casualidade. Dentro do espírito da experiência do pão, Ramirez estava imaginando como poderia provocar a "comilança" sem modificar a composição dos macronutrientes (gordura/proteína/carboidrato). Os fazendeiros tentaram adicionar sacarina à alimentação dos animais para engordá-los mais rapidamente. A idéia era que talvez a sacarina tornasse a comida mais saborosa, fazendo com que os animais comessem mais.[20] Até onde Ramirez sabia, esse método sempre falhara. Mas talvez uma outra tentativa fosse válida.

O projeto experimental era simples: ele usou dois grupos de ratos. Ambos receberam uma dieta líquida (ela precisava ser líquida para que a sacarina pudesse ser adicionada). Um dos grupos recebeu a dieta líquida com sacarina e o outro a dieta líquida sem sacarina. As duas primeiras experiências apresentaram resultados incompatíveis. Uma delas obteve um efeito (os ratos que ingeriram sacarina comeram mais e ganharam mais peso), e a outra não. "[Um colega] estava observando meus resultados", comentou Ramirez. "Ele os considerou bem lógicos: metade foi bem-sucedido, a outra metade não."

Ramirez pressupôs que uma das razões de os resultados serem incompatíveis era o fato de alguns ratos gostarem naturalmente de sacarina e outros não. Se ele conseguisse separar os ratos em dois grupos — os que gostavam de sacarina e os que não gostavam —, os resultados deveriam tornar-se mais claros. Os ratos que gostavam de sacarina ganhariam peso, e os que não gostavam não engordariam. Assim, Ramirez realizou uma experiência na qual avaliou quanto cada rato gostava de sacarina antes de medir o efeito da sacarina no peso de cada um.

Essa experiência teve um resultado curioso: a sacarina não exerceu nenhum efeito. O peso dos dois grupos não foi diferente. No entanto, a única diferença entre essa experiência e uma experiência anterior na qual a sacarina *teve* um efeito foi o teste de preferência pela sacarina realizado no início. Ramirez partiu do princípio que o teste de preferência em si não afetava o peso dos ratos. Testes de preferência são inócuos, certo? Se alguém lhe perguntar quanto você gosta de chocolate, isto, sem dúvida, não fará com que o chocolate engorde menos. Se você responder a um questionário de três páginas sobre cachorro-quente, isto certamente não fará com que os cachorros-quentes que você comer engordem menos. O teste de preferência pela sacarina consistira em colocar uma garrafa de água com sacarina na gaiola dos ratos (além de água pura) durante quatro dias. Ramirez presumiu que os ratos que haviam bebido uma maior quantidade de água com sacarina eram aqueles que mais gostavam de sacarina. Sem dúvida uma experiência tão inócua não iria afetar o peso dos ratos. Mas acontece que afetou. Uma nova experiência, na qual o teste de preferência foi aplicado em alguns ratos e em outros não, mostrou convincentemente esse fato.

Uma forma de pensar nos resultados era: quando a sacarina era *novidade*, adicioná-la à dieta líquida fazia com que esta dieta engordasse mais. Quando a sacarina se tornava familiar, a dieta líquida não engordava mais. Ramirez examinou a experiência anterior que deixara de encontrar um efeito da sacarina. Nesta experiência, os ratos haviam recebido a dieta líquida durante uma semana antes que a sacarina fosse acrescentada. Isto indicou que a *dieta líquida* também precisava ser nova ao ser combinada com a sacarina para que a sacarina fosse eficaz. No todo, as experiências indicaram que a *experiência* com um alimento afetava quanto ele engordava. Esta é uma das principais idéias da minha teoria do controle de peso. No final do artigo científico sobre esses resultados, Ramirez escreveu que: "Este relatório apresenta a primeira evidência de que a associação pode ser um importante fator na hiperfagia alimentar [comilança]."

De fato, ele conseguiu. Foi uma idéia nova e radical. Aparentemente ninguém que leu o artigo sabia a que conclusão chegar. Ele raramente foi citado. "Você o selecionou", disse-me Ramirez em 2005. "Mais ninguém fez isso."

Graças a minha pós-graduação em psicologia, eu sabia muita coisa do condicionamento pavloviano. O fato de que tanto a sacarina quanto a alimentação líquida tinham de ser novas para fazer efeito imediatamente, me levou a entender que o condicionamento pavloviano estava envolvido; mais especificamente, sugeria que o efeito era causado por uma *associação adquirida* entre o sabor da sacarina e as calorias da alimentação líquida. Por meio do trabalho de Sclafani, concluí que tal associação era um fato. O trabalho de Cabanac me levou a presumir que tudo que aumentava o peso, aumentava o ponto de referência. Cabanac e Sclafani haviam convincentemente demonstrado que o que comemos, especialmente o sabor do alimento, pode influenciar o ponto de referência do nosso peso corporal, de modo que foi fácil acreditar que as associações sabor-caloria afetavam o ponto de referência. Minha nova teoria encerra um pouco mais do que tudo isso, mas não muito.

Você encontrará mais informações sobre a base científica que fundamenta a teoria em www.sethroberts.net/articles/whatmakesfoodfattening.pdf.

NOTAS

Abreviaturas

Annie's blog: www.blogger.com/comment.g?blogID=16962289&postID=112729758775514780

CalorieLab blog: calorielab.com/news/2005/og/21/seth-roberts-shangri-la-diet-in-detail

Epígrafe

1. MITFORD, N. *Love in a Cold Climate.* Nova York: Modern Library, 1994.

Introdução

1. ROBERTS, S. "Lab Rat: What AIDS Researcher Dr. Robert Gallo Did in Pursuit of the Nobel Prize, and What He Didn't Do in Pursuit of a Cure for AIDS". *Spy*, 70-79, junho de 1990. Disponível em www.virusmyth.net/aids/data/srlabrat.htm. Consultado em 15 de dezembro de 2005.
2. BOHR, N. *Atomic Physics and Human Knowledge.* Nova York: John Wiley Science Editions, 1961.

Capítulo 1. Por que uma caloria não é uma caloria

1. NORTON, M. K. "Men Are Pigs". *The Daily Californian*, 3, 25 de julho de 2000.

2. NABOKOV, V. *Ada*. Nova York: McGraw-Hill, 1969.
3. Comentário de Marion Nestle durante o segmento "Table for Twelve", de *On the Media* (WNYC), 22 de abril de 2005. Disponível em www.onthe-media.org/transcripts/transcripts_042205_food.html. Consultado em 5 de janeiro de 2005.
4. HOMMA, G. *The Folk Art of Japanese Country Cooking*. Berkeley, Califórnia: North Atlantic Books, 1991.
5. KAUFFMAN, J. "A Star Is Stewed", *East Bay Express*, 6 de outubro de 2004. Disponível em www.eastbayexpress.com/Issues/2004-10-06/dining/food_print.html. Consultado em 9 de dezembro de 2005.
6. CAPALDI, E. D. "Conditioned Food Preferences", em CAPALDI, E. D., ed., *Why We Eat What We Eat: The Psychology of Eating* Washington, D.C.: American Psychological Association, 1996.

Capítulo 2. O caso do apetite desaparecido

1. PRESSLER, M. W. "Low-Carb Fad Fades, and Atkins Is Big Loser". *The Washington Post*, A01, 2 de agosto de 2005.
2. Mais informações sobre a minha experimentação podem ser encontradas em ROBERTS, S. "Self-experimentation as a Source of New Ideas: Ten Examples About Sleep, Mood, Health, and Weight", *Behavioral and Brain Sciences* 27 (2). Abril de 2004: 227-288. Disponível em repositories.cdlib.org/postprints/117.
3. CAPALDI, E. D. "Conditioned Food Preferences", em CAPALDI, E. D., ed., *Why We Eat What We Eat: The Psychology of Eating*. Washington, D.C.: American Psychological Association, 1996.
4. WILLETT, W. C. et al. "Mediterranean Diet Pyramid: A Cultural Model for Healthy Eating". *American Journal of Clinical Nutrition* 61, Suplemento 6, 1402S-1406S, junho de 1995. O capítulo 4 de *Coma, beba e seja saudável* (Rio de Janeiro: Campus, 2002), de Walter Willett, descreve outras razões para acreditarmos que o azeite de oliva é saudável.
5. As experiências com ratos e seres humanos demonstraram que o nosso metabolismo fica mais lento. Ver, por exemplo, HIRSCH, J. et al. "Diet Composition and Energy Balance in Humans", *American Journal of Clinical Nutrition* 67, Suplemento 3, 551S-555S, 1998.

6. GLADWELL, M. "The Pima Paradox". *The New Yorker*, 2 de fevereiro de 1998. Disponível em www.gladwell.com/1998/1998_02_02_a_pima.htm. Consultado em 27 de janeiro de 2006.
7. KOLATA, G. "Diet and Lose Weight? Scientists Say 'Prove It!'". *The New York Times*, 4 de janeiro de 2005.

Capítulo 4. Como fazer a Dieta Shangri-lá

1. JONES, E. "Another Venture into La La Land". *Starkville Daily News*, 16 de novembro de 2005. Disponível em http://starkvilledailynews.com/articles/2005/11/16/news/lifestyles/lifestyles02. Consultado em 21 de novembro de 2005.
2. http://CalorieLab blog/#comment-743 (Leftblanc, enviado em 25 de novembro de 2005). Consultado em 25 de novembro de 2005.
3. ACKROFF, K. et al. "Flavor Preferences Conditioned by Intragastric Fructose and Glucose: Differences in Reinforcement Potency". *Physiology & Behavior* 72 (5), 691-703, abril de 2001.
4. Annie's blog (Splow27, enviado em 17 de novembro de 2005). Consultado em 20 de novembro de 2005.
5. Annie's blog (Leftblanc, enviado em 14 de outubro de 2005). Consultado em 23 de novembro de 2005.
6. Entrevista com Paul Rozin, 7 de novembro de 2005.
7. ROZIN, P.; HAIDT, J. e McCAULEY, C. R. *Disgust: Handbook of Emotions*, 2ª ed. Nova York: Guilford, 2000.
8. CalorieLab blog/comment-690 (Laura, enviado em 17 de novembro de 2005). Consultado em 21 de novembro de 2005.
9. KAHNEMAN, D. e SNELL, J. S. "Predicting a Changing Taste: Do People Know What They Will Like?". *Journal of Behavioral Decision Making* 5 (3), 187-200, julho-setembro de 1992.
10. Conversa com DD, 2 de novembro de 2005.
11. Entrevista com William Jacobs, 21 de novembro de 2005.
12. SCHULZE, M. B. et al. "Sugar-sweetened Beverages, Weight Gain, and Incidence of Type 2 Diabetes in Young and Middle-aged Women". *Journal of the American Medical Association* 292, 927-34, 2004.

13. WILLETT, W. C. *Coma, beba e seja saudável*. Rio de Janeiro: Campus, 2002.
14. LORGERIL, M. et al. "Mediterranean Diet, Traditional Risk Factorrs, and the Rate of Cardiovascular Complications After Myocardial Infarction: Final Report of the Lyon Diet Heart Study", *Circulation* 99 (6), 779-85, 16 de fevereiro de 1999.
15. CAPALDI, E. D. et al. "Conditioned Flavor Preferences Based on Delayed Caloric Consequences". *Journal of Experimental Psychology: Animal Behavior Processes* 13 (2), 150-55, abril de 1987.
16. BOAKES, R. A. e LUBART, T. "Enhanced Preference for a Flavour Following Reversed Flavour/Glucose Pairing". *Quarterly Journal of Experimental Psychology B: Comparative and Physiological Psychology* 40 (1, Sec. B), 49-62, fevereiro de 1988.
17. Annie's blog (Masa'il, enviado em 3 de outubro de 2005). Consultado em 21 de novembro de 2005.
18. www.chowhound.com/boards/notfood/messages/64541.html (Adfasf, enviado em 16 de novembro de 2005). Consultado em 19 de novembro de 2005.
19. www.freakonomics.com/blog/2005/09/09/freakonomics-in-the-ny-times-the-shangri-la-diet/comments (Jnyc, enviado em 18 de setembro de 2005). Consultado em 19 de novembro de 2005.
20. www.freakonomics.com/blog/2005/09/09/freakonomics-in-the-ny-times-the-shangri-la-diet/comments (Anônimo, enviado em 20 de setembro de 2005). Consultado em 21 de novembro de 2005.
21. CalorieLab blog/#comment-743 (Leftblanc, enviado em 25 de novembro de 2005). Consultado em 25 de novembro de 2005.
22. Annie's blog (Molly, enviado em 1° de outubro de 2005). Consultado em 21 de novembro de 2005.
23. E-mail de RJ, 18 de novembro de 2005.
24. E-mail de RJ, 18 de novembro de 2005.
25. Entrevista com DD, 8 de novembro de 2005.
26. CalorieLab blog/#comment-743 (Leftblanc, enviado em 25 de novembro de 2005). Consultado em 25 de novembro de 2005.
27. Annie's blog (Masa'il, enviado em 30 de setembro de 2005). Consultado em 23 de novembro de 2005.

28. CalorieLab blog/#comment-688 (Stokely, enviado em 16 de novembro de 2005). Consultado em 21 de novembro de 2005.

Capítulo 5. Perguntas habituais

1 CAPALDI, E. D. "Conditioned Food Preferences", em CAPALDI, E. D., ed., *Why We Eat What We Eat: The Psychology of Eating*. Washington, D.C.: American Psychological Association, 1996.
2. Entrevista com Norman Temple em 26 de outubro de 2005.
3. "Type 2 Diabetes and Obesity: A Heavy Burden", relatório de *Diabetes UK* (março de 2005). Disponível em www.diabetes.org.uk/infocentre/reports/obesity_0305.doc. Consultado em 27 de novembro de 2005.
4. WILLETT, W. C. *Coma, beba e seja saudável.* Rio de Janeiro: Campus, 2002.
5. TUOMILEHTO, J. et al. "Prevention of Type 2 Diabetes Mellitus by Changes in Lifestyle among Subjects with Impaired Glucose Tolerance". *New England Journal of Medicine* 344, 1343-50, 2001.

Interlúdio. Em Shangri-lá

1. HILTON, J. *Horizonte perdido*. São Paulo: Claridade, 2002.
2. Conversa com DD, 8 de novembro de 2005.
3. Conversa com CM, 1° de outubro de 2005.
4. Conversa com DD, 8 de novembro de 2005.
5. Conversa com CM, 2 de novembro de 2005.
6. E-mail de DS, 14 de novembro de 2005.
7. www.chowhound.com/boards/notfood/messages/64520.html (Laura, enviado em 14 de novembro de 2005). Consultado em 19 de novembro de 2005.
8. E-mail de LJ, 12 de agosto de 2005.
9. groups.expo.st/art/rec.sport.swimming/5257 (Martin S., enviado em 27 de setembro de 2005). Consultado em 16 de novembro de 2005.
10. Annie's blog (Leftblanc, enviado em 30 de setembro de 2005). Consultado em 19 de novembro de 2005.
11. Conversa com CM, 2 de novembro de 2005.
12. Annie' 82-92 s blog (Zencefil, enviado em 16 de outubro de 2005). Consultado em 19 de novembro de 2005.

13. Annie's blog (De Benci, enviado em 15 de novembro de 2005). Consultado em 19 de novembro de 2005).
14. Conversa com SC, 15 de dezembro de 2005.
15. Conversa com CW, 16 de novembro de 2005.
16. Conversa com BH, 6 de dezembro de 2005.
17. Annie's blog (Molly, enviado em 5 de outubro de 2005). Consultado em 19 de novembro de 2005.
18. Annie's blog (SFD, enviado em 15 de novembro de 2005). Consultado em 19 de novembro de 2005.
19. Annie's blog (Masa'il, enviado em 30 de setembro de 2005). Consultado em 6 de dezembro de 2005.
20. www.freakonomics.com/blog/2005/09/09/freakonomics-in-the-ny-times-the-shangri-la-diet/comments (Anônimo, enviado em 20 de setembro de 2005). Consultado em 19 de novembro de 2005.
21. www.freakonomics.com/blog/2005/09/09/freakonomics-in-the-ny-times-the-shangri-la-diet/comments (Jnyc, enviado em 18 de setembro de 2005). Consultado em 19 de novembro de 2005.
22. www.freakonomics.com/blog/2005/09/15/seth-roberts-on-acne-guest-blog-pt-iv/#comments (David Z., enviado em 14 de outubro de 2005). Consultado em 19 de novembro de 2005.
23. CalorieLab blog/#comment-730 (Tina, enviado em 22 de novembro de 2005). Consultado em 22 de novembro de 2005.
24. CalorieLab blog/#comment-743 (Leftblanc, enviado em 25 de novembro de 2005). Consultado em 25 de novembro de 2005.
25. Annie's blog (SFC, enviado em 15 de novembro de 2005). Consultado em 19 de novembro de 2005.
26. E-mail de RJ, 18 de novembro de 2005.
27. Conversa com JC, 25 de outubro de 2005.
28. CalorieLab blog/#comment-737 (Leftblanc, enviado em 23 de novembro de 2005). Consultado em 23 de novembro de 2005.
29. CalorieLab blog/#comment-704 (Linnie, enviado em 19 de novembro de 2005). Consultado em 19 de novembro der 2005.
30. Annie's blog (Leftblanc, enviado em 30 de setembro de 2005). Consultado em 10 de dezembro de 2005.
31. E-mail de MS, 27 de outubro de 2005.

32. Annie's blog (Molly, enviado em 30 de setembro de 2005). Consultado em 22 de novembro de 2005.
33. Conversa com DS, 22 de novembro de 2005.
34. CalorieLab blog/#comment-730 (Tina, enviado em 22 de novembro de 2005). Consultado em 22 de novembro de 2005.
35. Annie's blog (Rena, enviado em 5 de dezembro de 2005). Consultado em 10 de dezembro de 2005.
36. Annie's blog (Emily, enviado em 8 de dezembro de 2005). Consultado em 11 de dezembro de 2005.
37. Conversa com DD, 8 de novembro de 2005.
38. Conversa com CM, 1° de outubro de 2005.
39. Conversa com DD, 10 de outubro de 2005.

Capítulo 6. Crédito opcional: seis métodos alternativos para perder peso

1. Annie's blog (Leftblanc, enviado em 23 de novembro de 2005). Consultado em 23 de novembro de 2005.
2. GUILIANO, M. *As mulheres francesas não engordam*. Rio de Janeiro: Campus, 2002.
3. Dorie Greenspan, autora de *Paris Sweets*, entrevistada em *To the Best of Our Knowledge*, 15 de fevereiro de 2004. Disponível em www.wpr.org/book/030209a.html. Consultado em 10 de dezembro de 2005.
4. CalorieLab blog/#comment-684. Consultado em 10 de dezembro de 2005.
5. KATZ, D.L.H. *The Flavor Point Diet*. Nova York: Rodale, 2005.
6. Annie's blog (Jennifer, enviado em 20 de novembro de 2005). Consultado em 20 de novembro de 2005.
7. AGATSTON, A. *A Dieta de South Beach*. Rio de Janeiro: Sextante, 2003.
8. SHEEHAN, S. "Ain't No Middle Class". *The New Yorker*, 82-92, 11 de dezembro de 1995.
9. CIMENT, J. *Half a Life*. Nova York: Crown, 1996.
10. POPE, E. "New Burger in Town". *San Jose Mercury News*, 7 de setembro de 1996, 1A.
11. Entrevista com William Jacobs, 21 de novembro de 2005.

12. Alan R. Hirsch e Mary Beth Gallant-Shean, "Use of Tastants to Facilitate Weight Loss", artigo apresentado na quinquagésima terceira reunião anual da American Society of Bariatric Physicians, 2004.
13. Regras típicas da combinação de alimentos: www.internethealthlibrary.com/DietandLifestyle/Food_combining.htm. Consultado em 20 de novembro de 2005.
14. Conversa com AF, 20 de novembro de 2005.
15. BRAND-MILLER, J. et al. *The New Glucose Revolution*. Ed. rev. Nova York: Marlowe & Company, 2003.
16. Annie's blog (Sarah, enviado em 30 de novembro de 2005). Consultado em 21 de novembro de 2005.
17. timothybeneke.blogspot.com/2005/09/taste-celibacy.html. Consultado em 19 de novembro de 2005.

Interlúdio. A blogosfera experimenta a dieta

1. DUBNER, S. e LEVITT, S. D. "Does the Truth Lie Within? *The New York Times Magazine*, 20-22, 11 de setembro de 2005. Disponível em www.sethroberts.net. Consultado em 16 de dezembro de 2005.
2. www.freakonomics.com/blog/2005/09/13/seth-roberts-guest-blogger-part-ii (Hal, enviado em 13 de setembro de 2005). Consultado em 4 de janeiro de 2006.
3. www.freakonomics.com/blog/2005/09/13/seth-roberts-guest-blogger-part-ii (Velopismo, enviado em 14 de setembro de 2005). Consultado em 4 de janeiro de 2006.
4. www.freakonomics.com/blog/2005/09/13/seth-roberts-guest-blogger-part-ii (Molly, enviado em 15 de setembro de 2005). Consultado em 4 de janeiro de 2006.
5. www.freakonomics.com/blog/2005/09/18/final-guest-blog-from-seth-roberts (Anônimo, enviado em 20 de setembro de 2005). Consultado em 27 de janeiro de 2006.
6. www.freakonomics.com/blog/2005/09/16/seth-roberts-guest-blogger-finale (Anônimo, enviado em 21 de setembro de 2005). Consultado em 27 de janeiro de 2006.

7. www.freakonomics.com/blog/2005/09/18/final-guest-blog-from-seth-roberts (Molly, enviado em 22 de setembro de 2005). Consultado em 27 de janeiro de 2006.
8. www.freakonomics.com/blog/2005/09/15/seth-roberts-on-acne-guest-blogger-part-iv (David Z., enviado em 14 de outubro de 2005). Consultado em 4 de janeiro de 2006.
9. www.freakonomics.com/blog/2005/09/18/final-guest-blog-from-seth-roberts (Bonnie, enviado em 22 de setembro de 2005). Consultado em 4 de janeiro de 2006.
10. www.freakonomics.com/blog/2005/09/09/freakonomics-in-the-ny-times-the-shangri-la-diet (Anônimo, enviado em 30 de setembro de 2005). Consultado em 27 de janeiro de 2006.
11. www.freakonomics.com/blog/2005/09/14/seth-roberts-guest-blogger-part-iii (Bill Q., enviado em 15 de setembro de 2005). Consultado em 4 de janeiro de 2006.
12. Annie's blog (muitos comentários). Consultado em 27 de janeiro de 2006. Enviado em 15 de novembro de 2005.
13. Annie's blog (muitos comentários). Consultado em 27 de janeiro de 2006. Enviado em 11 de novembro de 2005.
14. Annie's blog (muitos comentários). Consultado em 27 de janeiro de 2006. Enviado em 13 de novembro de 2005.
15. Annie's blog (muitos comentários). Consultado em 27 de janeiro de 2006.
16. Annie's blog (muitos comentários). Consultado em 27 de janeiro de 2006. Enviado em 1° de dezembro de 2005.
17. Annie's blog (muitos comentários). Consultado em 27 de janeiro de 2006. Enviado em 21 de outubro de 2005.
18. Annie's blog (muitos comentários). Consultado em 27 de janeiro de 2006. Enviado em 1° de outubro de 2005, em 4 de outubro de 2005, em 3 de dezembro de 2005 e em 1° de dezembro de 2005.
19. Annie's blog (muitos comentários). Consultado em 27 de janeiro de 2006. Enviado em 29 de setembro de 2005.
20. Annie's blog (muitos comentários). Consultado em 27 de janeiro de 2006. Enviado em 15 de novembro de 2005.
21. Annie's blog (Masa'il, enviado em 20 de novembro de 2005). Consultado em 27 de janeiro de 2006.

22. Annie's blog (Robert F., enviado em 28 de novembro de 2005). Consultado em 27 de janeiro de 2006.
23. Annie's blog (enviado em 2 de dezembro de 2005). Consultado em 27 de janeiro de 2006.
24. CalorieLab blog (enviado em 21 de setembro de 2005). Consultado em 27 de janeiro de 2006.
25. CalorieLab blog/#comment-382 (Paul T., enviado em 27 de setembro de 2005). Consultado em 4 de janeiro de 2006.
26. CalorieLab blog/#comment-382 (Paul T., enviado em 6 de outubro de 2005). Consultado em 5 de janeiro de 2006.
27. CalorieLab blog/#comment-263 (Jill, enviado em 29 de setembro de 2005). Consultado em 5 de janeiro de 2006.
28. CalorieLab blog/#comment-393 (Alice H., enviado em 7 de outubro de 2005). Consultado em 5 de janeiro de 2006.
29. CalorieLab blog/#comment-436 (David Z., enviado em 14 de outubro de 2005). Consultado 5 de janeiro de 2006.
30. CalorieLab blog/#comment-461 (Neema, enviado em 18 de outubro de 2005). Consultado em 5 de janeiro de 2006.
31. CalorieLab blog/#comment-695 (Carmen, enviado em 18 de novembro de 2005). Consultado em 5 de janeiro de 2006.
32. CalorieLab blog/#comment-730 (Tina, enviado em 22 de novembro de 2005). Consultado em 5 de janeiro de 2006.
33. CalorieLab blog/#comment-737 (Leftblanc, enviado em 23 de novembro de 2005). Consultado em 5 de janeiro de 2006.
34. CalorieLab blog/#comment-743 (Leftblanc, enviado em 25 de novembro de 2005). Consultado em 5 de janeiro de 2006.
35. CalorieLab blog/#comment-757 (Stephen M [Ethesis], enviado em 28 de novembro de 2005). Consultado em 5 de janeiro de 2006.
36. CalorieLab blog/#comment-758 (Cheryl, enviado em 29 de novembro de 2005). Consultado em 5 de janeiro de 2006.
37. CalorieLab blog/#comment-1151 (Imtiaz, enviado em 23 de dezembro de 2005). Consultado em 5 de janeiro de 2006.

Capítulo 7. Mudando o restante do mundo

1. Khaled Hosseni, palestra na George Mason University, Fairfax, Virginia, 20 de setembro de 2005 (transmitida em C-Span 2).
2. VREELAND, D. www.fashionwindows.com/room_service/2001/visionaire.asp. Consultado em 30 de novembro de 2005.
3. RASHAD, I. e GROSSMAN, M. "The Economics of Obesity". *The Public Interest* 156, 104-112, verão de 2004.
4. BROWNELL, K. D. e HORGAN, K. B. *Food Fight*. Nova York: McGraw-Hill, 2004.
5. CUTLER, D. M.; GLAESER, E. L. e SHAPIRO, J. M. "Why Have Americans Become More Obese?" Working Paper 9446. Washington D.C.: National Bureau of Economic Research, 2003. Disponível em www.nber.org/papers/w9446. Este documento também contém quantificações da atividade global que refutam a idéia de que a epidemia de obesidade foi causada por um declínio na atividade.
6. WILLETT, W. C. "Dietary Fat Plays a Major Role in Obesity: No," *Obesity Reviews* 3, 59-60, 2002.
7. CUTLER, D. M. et al. "Why Have Americans Become More Obese?" Ver Tabela 4.
8. RASHAD, I.; GROSSMAN, M. e CHOU, S. "The Super Size of America: An Economic Estimation of Body Mass Index and Obesity in Adults," Working Paper 11584. Washington D.C.: National Bureau of Economic Research. Disponível em www.nber.org/papers/w11584. Os valores para 1962 e 1967 foram calculados pelo U.S. Census of Business — o percentual de estabelecimentos ligados à comida que são restaurantes (tanto os que oferecem comida no local quanto os que vendem comida para viagem) era o mesmo nos levantamentos de 1962 e de 1967, que os do levantamento de 1972, o que ofereceu um desmembramento mais detalhado.
9. CUTLER, D. M. et al. "Why Have Americans Become More Obese?" Ver Tabela 4.
10. CUTLER, D. M. et al. "Why Have Americans Become More Obese?"
11. Entrevista com Antonia Demas, 1° de novembro de 2005.

12. KUROYANAGI, T. *Totto-Chan: The Little Girl at the Window,* Dorothy Britton, tradução. Tóquio: Kodansha International, 1982.
13. Comunicado à imprensa, 12 de setembro de 2005. Disponível em www.cargill.com/news_releases/050912_sucromalt.htm. Consultado em 30 de novembro de 2005.

Apêndice. A ciência por trás da teoria que sustenta a dieta

1. Annie's blog (Jennifer, enviado em 18 de novembro de 2005). Consultado em 2 de dezembro de 2005.
2. Annie's blog (Leftblanc, enviado em 25 de novembro de 2005). Consultado em 2 de dezembro de 2005.
3. Segmento de *Good Morning America*, 14 de novembro de 2005.
4. KENNEDY, G. C. "The Hypothalamic Control of Food Intake in Rats". *Proceedings of the Royal Society of London,* Série B, Containing Papers of a Biological Character 137 (889), 535-49, novembro de 1950.
5. WOODS, S. C. et al. "Food intake and the regulation of body weight", *Annual Review of Psychology* 51, 255-77, 2000.
6. Entrevista com Michel Cabanac, 28 de outubro de 2005.
7. CABANAC, M.; DUCLAUX, R. e SPECTOR, N. H. "Sensory Feedback in Regulation of Body Weight: Is There a Ponderostat". *Nature* 229 (5280), 125-27, 8 de janeiro de 1971.
8. www.freakonomics.com/blog/2005/09/09/freakonomics-in-the-ny-times-the-shangri-la-diet/#comments (Jnyc, enviado em 18 de setembro de 2005). Consultado em 27 de janeiro de 2006.
9. www.freakonomics.com/blog/2005/09/09/freakonomics-in-the-ny-times-the-shangri-la-diet/#comments (Anônimo, enviado em 20 de setembro de 2005). Consultado em 27 de janeiro de 2006.
10. CABANAC, M. e RABE, E. F. "Influence of a Monotonous Food on Body Weight Regulation in Humans". *Physiology & Behavior* 17 (4), 675-78, outubro de 1976.
11. FANTINO, M. "Effet de l'alimentation intragastrique au long cours chez l'homme", *Journal de Physiologie* 72, 86A, 1976.
12. Entrevista com Anthony Sclafani, 11 de novembro de 2005.
13. SCLAFANI, A. e SPRINGER, D. "Dietary Obesity in Adult Rats: Similarities to Hypothalamic and Human Obesity Syndromes". *Physiology & Behavior* 17, 461-71, 1976.

14. SCLAFANI, A. et al. "Sex Differences in Polysaccharide and Sugar Preferences in Rats". *Neuroscience and Biobehavioral Reviews* 11 (2), 241-51, verão de 1987.
15. SCLAFANI, A. e NISSENBAUM, J. W. "Robust Conditioned Flavor Preference Produced by Intragastric Starch Infusions in Rats". *American Journal of Physiology — Regulatory and Integrative Comparative Physiology*, 24, R672-R675, 1998.
16. SCLAFANI, A. "How Food Preferences Are Learned: Laboratory Animal Models". *Proceedings of the Nutrition Society* 54, 419-27, 1995.
17. Entrevista com Israel Ramirez, 27 de outubro de 2005.
18. RAMIREZ, I. "When Does Sucrose Increase Appetite and Adiposity?" *Appetite* 9, 1-19, 1987.
19. RAMIREZ, I. "Diet Texture, Moisture and Starch Type in Dietary Obesity", *Physiology & Behavior* 41, 149-54, 1987.
20. RAMIREZ, I. "Stimulation of Energy Intake and Growth by Saccharin in Rats". *Journal of Nutrition* 120, 123-33, 1990.

ÍNDICE

L

M

N

O

P

Q

R

S

T

V

W

X

Outros títulos publicados pela Editora BestSeller:

Viva sem envelhecer

Dayle Haddon

Os 5 princípios de uma vida sem idade

Dayle Haddon, uma das modelos mais bem-sucedidas dos Estados Unidos na década de 1990, reúne nesse livro impressões pessoais e orientações práticas para o bem-estar feminino. Percorrendo desde sugestões de beleza, condicionamento físico e alimentação, até conceitos de motivação e espiritualidade, *Viva sem envelhecer* é um manual de saúde, vitalidade e autoconfiança.

Invente o resto de sua vida

Suzanne Braun Levine

A jornalista Suzanne Braun Levine reúne neste livro relatos pessoais, informações científicas e modernas análises de tendências para mostrar que as mulheres na segunda adolescência — após os 50 anos — não são simplesmente versões um pouco mais velhas delas mesmas: elas estão em total transformação, por dentro e por fora. Do trabalho ao amor, da autodescoberta ao dever civil, da saúde às finanças, *Invente o resto de sua vida* examina todos os aspectos da rotina dessas mulheres, oferece soluções e compartilha histórias às vezes emocionantes, às vezes descontraídas sobre aquelas que encontraram inspiração e respostas para as três questões cruciais com as quais se confrontam: O que importa? O que funciona? O que vem depois?

AUTOCONTROLE:
NOVA MANEIRA DE GERENCIAR O ESTRESSE

Dra. Ana Maria Rossi

Colaboradora do jornal *Zero Hora*, Ana Maria Rossi, psicoterapeuta, palestrante requisitada e presidente da International Stress Management Association no Brasil, ensinará o leitor a identificar o estresse e desenvolver eficientes técnicas de autocontrole que evitarão os desgastes físicos mais comuns decorrentes das situações de tensão do dia-a-dia.

VAGINAS: MANUAL DA PROPRIETÁRIA

Dra. Carol Livoti e Elizabeth Topp

Esse é um livro que toda mulher deve ler: o primeiro manual divertido, completo e revelador sobre a vagina, escrito por uma ginecologista e sua filha. O texto trata de períodos menstruais, gravidez, DSTs, controle de natalidade, contratempos, quando (e quando não) se preocupar, aborto, ondas de calor, maneiras de manter o corpo funcionando bem com o passar dos anos e o melhor: sexo. É informativo sem se tornar entediante.

Inteligência corporal

Edward Abramson

Inteligência corporal destaca-se por oferecer ao leitor uma nova perspectiva na relação com o próprio corpo. O conceito de inteligência corporal integra pesquisas sobre psicologia da alimentação, imagem corporal e atividade física para oferecer uma visão mais completa do controle de peso. Um livro bem fundamentado que transformará definitivamente sua opinião sobre seu corpo e sua alimentação.

Indicado como finalista do prêmio *The Books for a Better Life*!

Você pode adquirir os títulos da Editora BestSeller
por Reembolso Postal e se cadastrar para
receber nossos informativos de lançamentos
e promoções. Entre em contato conosco:

mdireto@record.com.br

Tel.: (21) 2585-2002
Fax.: (21) 2585-2085
De segunda a sexta-feira,
das 8h30 às 18h.

Caixa Postal 23.052
Rio de Janeiro, RJ
CEP 20922-970

Válido somente no Brasil.

Este livro foi composto na tipologia Bembo,
em corpo 11/14,7, impresso em papel off-white 80g/m²,
no Sistema Cameron da Divisão Gráfica da Distribuidora Record.